针灸
杂悟

——创新百孝针灸疗法

赵百孝　著

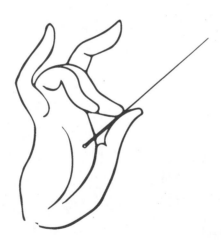

全国百佳图书出版单位

中国中医药出版社

·北京·

图书在版编目（CIP）数据

针灸杂悟：创新百孝针灸疗法 / 赵百孝著 . —北
京：中国中医药出版社，2023.10
（北京针灸英才丛书）
ISBN 978-7-5132-8252-9

Ⅰ . ①针… Ⅱ . ①赵… Ⅲ . ①针灸疗法 Ⅳ . ① R245

中国国家版本馆 CIP 数据核字（2023）第 112600 号

中国中医药出版社出版

北京经济技术开发区科创十三街 31 号院二区 8 号楼
邮政编码 100176
传真 010-64405721
河北联合印务有限公司印刷
各地新华书店经销

开本 710×1000 1/16 印张 12 字数 188 千字
2023 年 10 月第 1 版 2023 年 10 月第 1 次印刷
书号 ISBN 978-7-5132-8252-9

定价 49.00 元
网址 www.cptcm.com

服 务 热 线 010-64405510
购 书 热 线 010-89535836
维 权 打 假 010-64405753

微信服务号 zgzyycbs
微商城网址 https://kdt.im/LIdUGr
官 方 微 博 http://e.weibo.com/cptcm
天猫旗舰店网址 https://zgzyycbs.tmall.com

如有印装质量问题请与本社出版部联系（010-64405510）

《北京针灸英才丛书》编委会

顾　问　周德安　王麟鹏

主　编　王　凡

编　委　郭长青　刘清国　赵吉平
　　　　吴中朝　陈　枫　杨　光

丛书序言

有着 800 年建都历史的北京，以其特殊的历史地位和厚重的文化积淀造就了众多针灸名家。王乐亭、胡荫培、高凤桐、叶清心、杨甲三、程莘农、贺普仁、田从豁……这些德高望重的前辈，成为北京近现代针灸学术的代表人物，他们的学术思想和精湛医术推动了北京地区针灸事业的发展，在北京地区针灸史上留下了浓墨重彩的一笔。随着老一辈针灸人的逝去，北京针灸界能否延续昔日的辉煌，针灸疗法能否在现代科技日新月异、医疗方法不断推陈出新的形势下继续保持自己的优势，占据新的制高点，成为摆在北京针灸界面前的一道必答题。

可喜的是，在北京针灸学会的大旗下，聚集着一批意志坚定、目标明确、胸怀大志、勇于创新的中坚力量，他们学历高、有传承、懂科研、善临床，怀承上启下之使命，持一丝不苟之态度，秉敢打硬仗之作风，肩负着医疗、科研、教学及管理的多重任务，在继承创新、开拓进取的考试中交出了一份份较为满意的答卷。他们是首都针灸界新的中流砥柱，是北京针灸学术发展的推动力量。近年来，北京针灸学会在继承创新上做了大量的工作，继组织编写了总结老一辈针灸人的学术思想和临床经验的《北京针灸名家丛书》之后，又组织编写介绍北京针灸中坚力量的《北京针灸英才丛书》，通过这些杰出英才的成才历程、学术思想、临证心得及诊疗经验，可以窥见他们的德、道、法、术、技之一斑，对于针灸人才的培养、针灸队伍的建设起到了引领示范作用，同时也可向全国针灸同人展示北京针灸界的学术水平和人才现状，令人欣慰。

本套丛书的每一册都独具特色，说明各位作者不仅有扎实的理论基础，还有着独特的学术风格，这也反映出北京针灸学术的海纳百川、包容并蓄和推陈出新。希望在本套丛书的引领启发下，北京针灸界涌现出更多的"英才""优才"，这对于北京针灸界乃至整个中医界都是一件大好事，对于中医药更好地为广大人民群众的健康服务，为社会主义建设服务，对于早日建成小康社会大有裨益。

北京市中医管理局局长

北京中医药学会会长

2023 年 6 月 13 日

丛书前言

2010 年，北京针灸学会的针灸名家学术经验继承工作委员会成立了《北京针灸名家丛书》编委会，旨在通过发掘整理老一代针灸名家的学术思想和临床技艺，展示他们的学术价值和影响力，从而推动北京地区乃至全国针灸学术的发展。经过多年的努力，这套丛书已经出版了近 20 册，取得了良好的社会效益。

鉴于该套丛书的成功，2019 年 9 月，北京针灸学会和中国中医药出版社准备合作再推出一套《北京针灸英才丛书》。策划这套丛书立足于展示北京针灸界中坚力量的临证精华，以反映当今北京针灸的发展现状，推动北京针灸学术水平的提高和针灸事业的发展，并与《北京针灸名家丛书》形成前后呼应，以反映北京针灸临床的传承创新。本套丛书既是个人学术水平和临床诊疗能力的体现，也具有一定的示范引领作用。

与《北京针灸名家丛书》相比，本套丛书有如下特点：第一，本套丛书各分册均由医家本人亲自撰写，这些医家都是其所在单位的学术带头人或医疗骨干，且均为研究生导师，具有较高的理论水平和写作能力，能全面准确地阐述自己的学术观点和临床思路。第二，本套丛书的医家不仅具备较为扎实的传统医学功底，还具有一定的西医学理论知识，掌握一定的现代科技手段，因此本丛书的内容包含大量体现西医学知识和技术的创新观点及技术，更能体现时代特点。第三，由于本丛书医家大都学有师承，许多人是针灸名家的弟子，因此具有承上启下的优势。这使得本丛书不仅能够反映老一辈针灸名家的学术思想，而且有作者自己的心得体会，这对于北京针灸学术的传承和发展大有裨益。

北京的针灸事业不断发展，人才队伍不断壮大，俊才翘楚不断涌现，这也注定了本套丛书的编写非一日之力。我们在北京针灸学会的领导下，本着认真负责的态度，为入选的每位医家做好服务，保证将他们的学术思想和临床经验全面详细地展示出来，为北京针灸的发展贡献一份力量。

丛书编委会

2023 年 2 月 16 日

自　序

　　时光荏苒，岁月如梭。不知不觉已在中医针灸战线奋斗了近40个年头。感谢王凡主任推荐我参与《北京针灸英才丛书》的编写，使我有机会梳理几十年在针灸临床领域摸爬滚打的经历，总结自己的所思所悟。

　　针灸在医学体系中实在是一个很小的领域，以致不少从事针灸的人都对自己的职业缺乏足够的自信。但在很多行外人的眼里针灸是十分神秘的，甚至高深莫测。事实上，针灸的确博大精深，从针灸最先走向世界被大多数国家的人民所接受就可以说明这一点。以经络腧穴理论为代表的针灸体系是中国古代先贤对人体生理病理的认识及采取体表干预实践经验的积累和理论升华。《黄帝内经》是对针灸理论体系论述最完整、内容最丰富的中医典籍，这就是为什么许多专家终其一生临床实践和研究，最后还是告诫后学要回归经典，也就是回归《黄帝内经》。

　　本人有幸一直从事针灸学的教学，虽然刚工作的时候缺乏临床经验，很难结合自身体会给学生解读经典，但要让学生相信经典，自己就得先相信，所以常常"少年不识愁滋味，为赋新词强说愁"，读经典、信经典、悟经典、用经典、挖经典，也逐渐成为我学针灸的职业习惯。要读懂经典、领悟经典，除名师指点外，一个很有效的学悟方法就是穿越时空，回归经典所处的时代。古人学习没有今天的优厚条件，一开始学医就能学习人体解剖、生理等基础知识，而是要从自身功夫上着手，训练自己的观察能力、分析判断力和动手操作能力，再通过大量的临床实践逐步形成临床思维和学术特色。现代人很难想象古代针灸医生的成长过程，某种程度上古代经典中的知识体系在现代人眼里似乎十分杂乱，甚至不可思议。

　　我曾想过对针灸古籍进行整理，以便于现代人阅读理解，但现在看来这种想法有些不自量力。《黄帝内经》中的针灸体系实在是庞杂且深奥，例如背俞穴、五输穴、下合穴等，每个穴位都可能代表一种特殊的人体生理病理表现和体表干预模式，砭石、九针、灸疗、按跷等不同方法也是针对不同的机体组织结构和病理状态形成的特殊疗法。自古至今，民间常可以看到一些人只要精研一两种技法便可闯荡江湖，养家糊口。我因临床、教学、科研经历所限，涉猎了针灸领域的较多方面，但遗憾的是未能在某一方面达到精通的程度。

结合本丛书的编写要求，我将几十年临床实践和理论研究的成果进行了归纳，虽可以反映"读经典、信经典、悟经典、用经典、挖经典"的学习实践模式，其中许多内容是对《黄帝内经》中针灸理论的实践和思考，但难免会有一种杂乱不成体系的感觉。虽不算纯粹的个人临床经验集，但也是我潜心在临床实践中的体会和思考，姑且称之为"针灸杂悟"。需要说明的是，书中第五章"临证心悟"的内容由我的研究生们整理撰写，在此向他们表示衷心感谢。希望本书对后学有所借鉴和启发，错谬之处，还望同道斧正！

赵百孝

2023 年 4 月

目　录

第三章　经络诊察

第四章　灸法创新

第五章　临证心悟

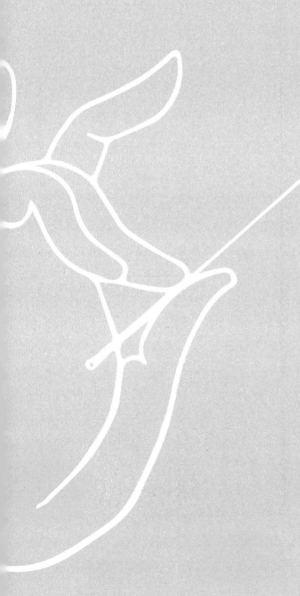

第一章

成长经历

一、故土汲养

1963 年 3 月我出生于陕西岐山。岐山位于关中平原的西部，这里曾是西周都城所在地，也是诸葛亮最后的征战和归宿之地，古代文献记载的中医始祖岐伯也生活在这里。

1982 年 9 月，我考入陕西中医学院针灸推拿专业，陕西中医学院是继天津中医学院后全国第二家开办针灸推拿专业的中医院校。初设的专业，自然各方面条件和经验都不是很成熟，但老师和学生都对新生事物怀有极大的热情，师生一起克服困难，创造条件，孜孜求学是我对那个时代的深刻记忆。

1986 年 7 月，我从陕西中医学院本科毕业后留校工作，被分配到针灸医籍选读教研室，与郭诚杰老师、郑少祥老师在同一教研室，讲授针灸医籍选读、各家针灸选读等课程。其间，按照学校规定在系办公室兼职从事行政助理工作 2 年。那几年工作经历中有幸得到时任针灸系主任的李焕斌先生指导和引领，跟随他开展针灸耳穴戒烟的临床研究，发行《针灸戒烟》内部刊物，申报针灸戒烟相关专利，使刚开始工作的我获益颇丰。1987 年 3 月，我参加了在北京香山举办的"第二届全国易经气功学习班"，在那里见到了许多全国易经界和气功界的知名专家和民间高人，也为我钻研中医针灸敞开了一扇大门。受此影响和从本科开始的气功习练体会，我发表了第一篇学术论文"针刺治神的气功因素"（《陕西中医函授杂志》）。1988 年 9 月我参加了第二届全国耳穴学术研讨会，这也是我第一次参加耳穴学术会议，由此与耳穴结下了不解之缘。

1990 年 9 月，我考取了全脱产定向硕士研究生，导师是郭诚杰教授，副导师为殷可敬教授。郭诚杰教授当时已是西北乃至全国知名的针灸专家，也是国内老中医中最早进行科研的学者之一。20 世纪 80 年代初，他主持完成的"针灸治疗乳腺增生的临床研究"还获得了卫生部的奖励。郭老既教针灸经典课程，又在临床工作，还从事基础研究，年近七旬仍亲自做动物实验。郭老被评为联合国教科文组织人类非物质文化遗产"中医针灸"代表性传承人、第二届国医大师，这是对他毕生在针灸临床、科研及中医文化传承等方面做出贡献的充分肯定。殷可敬老师博学上进，对学生宽松爱护，由于郭老教学、科研任务多，加之年事已高，因此我的硕士课题及论文多由殷老师负责指导。1992年，在殷可敬、张卫华等老师的支持下，我主编的第一本书——《360首方剂速成趣记》出版。

二、首都增识

1993年9月，我考取了北京中医药大学针灸推拿专业的博士研究生，导师为著名针灸学家杨甲三教授，副导师为时任东直门医院针灸科主任的孟宪坤教授。博士学位虽然为科研型，但除第一学期的学位课程外，我的剩余时间基本都在东直门医院临床中度过。博士学位论文是以孟宪坤教授主持的"经络攀登计划"课题"心开窍于舌的经络研究"为基础的临床课题，主要研究针刺治疗中风后失语症的临床疗效和机制。

博士研究生阶段，我完成学位课题之余还参与医院针灸科的常规工作，跟随导师杨甲三、孟宪坤教授进行临床学习。为完成"针刺治疗中风后失语症"的课题，我参加了北京医科大学硕士研究生中枢神经解剖学课程的学习和北京大学第一医院著名失语症专家高素荣教授举办的"汉语失语症神经心理培训班"。为完成课题中的经络测定任务，我还在当时的中国中医研究院针灸研究所朱元根教授的实验室学习了一段时间。

杨甲三教授学术水平很高，临床经验极其丰富，长期担任中央保健医生，为人耿直严谨，对学生要求也很严格。跟随杨老学习后，我愈发认识到针灸的博大精深，尤其是临床的重要性。众所周知杨老的学术特色是"杨甲三取穴经验"，但杨老对针刺手法和临床同样有非常独到的见解且价值非凡。我后来的很多学术观点都深受杨老学术思想的启发和指引。

孟宪坤教授是位为人热心、处世谨慎的学者。他有丰富的国际交流经验，能运用流利的英语对话交流，曾在日本、荷兰、埃及等很多国家工作过。他很重视英语特别是中医专业英语的学习。博士学习期间，他经常亲自给我们上专业英语课，课本就是他参与翻译的英文版《杨甲三取穴经验》。孟老师临床特别重视经络诊察，我博士课题中选用"心俞治疗失语症"就是基于他有关背部经络探测结果的经验。以此经验为基础，经过多年的探索，形成了我在更广范围使用的"背心五穴"，并在北京中医药大学开设了颇受学生欢迎的"经络诊察法"选修课。

除完成博士学业外，还有不少的经历对我日后有较大影响。刚来到北京，我就结识了硕士师门的台湾籍师兄弟余明哲、詹宽仁、范玉樱等人。当时正值改革开放不久，不少台胞来大陆发展。他们为了在大陆尽快学到实用有效的中医临床经验，跟京内不少知名医家拜师学习，我也从中受益颇多。后来通过他们我结识了德国学者蒋熙德（Volker Shied）。蒋熙德长期在英国学习中医，同时从事医学人类学研究，他当时来中国进行为期一年的博士后研究，研究课题是"中医在中国的现状及社会历史因素"。除此之外，他还跟随北京中医药大学王绵之教授、中日友好医院史载祥教授、中国中医研究院吴伯平教授等名家抄方学习。蒋熙德虽有一定的汉语基础，但他的研究很多都是采访调研，需要有英语口语好的中国人帮忙。蒋熙德在北京的一年时间里，我成为他最亲密的朋友和助手。在此期间，他负责主编的一期《欧洲中医杂志》，其中有 3 篇论文由我负责翻译。后来蒋熙德的博士后论文以专著的形式出版，题为 *Chinese Medicine in Contemporary China: Plurality and Synthesis*，其中有不少涉及我和导师杨甲三教授对中医科研的观点。几年后，我去英国密德萨斯大学任教时，他也帮了我不少的忙。

博士研究生阶段另一件值得一提的事是与攻读中医第二学位的老乡金红军一起出版了《硕士研究生入学考试医学综合科目考试试题分析及全真模拟题库（中医部分）》一书，后来以此书为基础，跟同学张林国等在中国人民大学出版社出版了《考研中医综合科目复习指南》，该书有较大的影响，从 1999 ~ 2008 年连续再版了 10 次。

1996 年 7 月，我博士毕业后，得到导师和科室领导的支持，幸运地留在东直门医院针灸科工作。我在东直门医院针灸科的工作以临床为主，门诊和住院部轮流交替，同时还坚持在杨老出诊时跟诊学习，总结、继承杨老的学术经验。

毕业后的独立工作给予我更多独立探索的空间和机会，有赖师长们的指导，同事之间的交流学习，临床能力得以快速提高，当然也遇到了更多临床疑难疾病的挑战。为解决这些问题，我多方请教学习，如经筋疗法、项针疗法、壮族药线灸等都是在这个时期学习的。为寻找中风后遗症的有效治疗方法，我查阅古今文献，发现有大量艾灸治疗该病的记载，但当时临床上普遍很少使用艾灸。经过反复临床试验，我发现艾灸确有明显疗效，但无论艾条灸还是艾炷灸都费时费力，临床很难推广，这就是我后来改革艾灸方法，研发新型艾灸器具——百笑灸的最初动力。

三、英伦磨砺

东直门医院有很多国外的留学生和进修生，由于较出色的外语交流能力，我得到了医院领导们的关注，成为科里乃至医院承担国际交流任务的"主力"，后来被推荐到北京中医药大学的外事部门，参与更多学校层面的国际交流。1999年5月，我跟随时任北京中医药大学副校长的牛建昭教授赴加拿大英属哥伦比亚大学进行学术交流。

1999年9月，经时任北京中医药大学外事处处长的何素青老师推荐，我开始了为期两年的英国密德萨斯大学教学工作。

密德萨斯大学是西方首个开办中医本科专业的国立大学，我也成为北京中医药大学继刘占文教授之后公派到该校的第二人。当时北京中医药大学已与很多国家进行医疗和教学方面的合作，但在正规大学办学授课这是第一个。我虽然年资很浅，但英方给予的聘请职位同刘占文教授一样都是访问教授，待遇和教学任务也相同。学生都是英国和欧洲其他国家的学生，授课语言只有英语。在密德萨斯大学，我承担了开设的所有针灸课程，同时负责方剂学的教学。英国大学的教学准备工作很复杂，要给学生准备大量的教学资料，教学任务很繁重。除常规在大学的教学工作之外，我周末还会应邀去私人诊所出诊，后来也去爱尔兰等国家讲学。

两年的英国工作经历，对于三十多岁的我来说，从英语水平、教学能力、涉外医疗服务、东西方文化观念乃至世界观等方面都有巨大的影响。

四、不惑前行

2001 年 8 月，英国密德萨斯大学教学工作结束，回国后，我从东直门医院调入北京中医药大学针灸学院，先后担任学院党委副书记、副院长，分管学生和教学工作。2009 年 3 月，我担任北京中医药大学针灸学院院长；2018 年 11 月，任中医学院党委书记。

教学方面我主要承担针灸治疗学教研室的教学任务。我发挥自己英文教学的优势，率先在北京中医药大学开设经络腧穴学双语教学。以此项工作为基础，完成"开创双语教学，推进中医药国际交流"项目，获得了 2004 年北京市教育教学成果奖二等奖。2007 年"经络腧穴学"被评为第一批国家双语示范课程，也是中医院校唯一入选的课程。2007 年，我担任海外留学生双语教学统编教材《针灸学》主译，此后分别于 2014 年和 2016 年担任《针灸学》国际标准化英文教材主编及北京中医药大学特色外语教材《针灸学》主编。在国际交流方面，自 2007 年起，我担任新加坡针灸师注册资格考试顾问兼外来考官。

在针灸研究方面，2002 年 6 月，我聘请美籍华人专家劳力行教授回国举办针灸临床研究方法学习班，从此开始了与劳力行教授十余年的科研友好合作。劳力行教授后来被聘请为北京中医药大学"教育部海外名师"。2002 年，作为核心骨干，我参加了由天坛医院戴建平院长主持的北京市重点科研项目"针刺镇痛机制的功能影像学研究"；2003 年承担"中华人民共和国穴典"临床研究项目的子课题——"艾灸足三里预防感冒的临床研究"，研发了用于艾灸临床对照试验的艾灸用具"安慰灸炷"，申报了国家实用新型专利；2008 年承担国家 973 计划项目课题"艾蒿及艾燃烧生成物的成分与机制及安全性评价"，成为国内艾灸领域研究的核心专家；2012 年，被国家中医药管理局及中国针灸学会推荐，参与 ISO/TC249 艾灸首个国际标准的起草权的竞争并获得成功，最终于 2015 年顺利完成了 ISO/TC249《艾灸器通用标准》，并向全球颁布。基于此方面的经验，后来我成为国家食品药品监督管理总局医疗器械分类技术委员会中医器械专业组成员。

在耳穴研究方面，经中国针灸学会耳穴诊治专业委员会秘书长周立群教授推荐，我于 1999 年加入耳穴诊治专业委员会，2004 年被推选为主任委员。2006 年，我负责完成了国家标准《耳穴名称与定位》的修订工作，2008 年完成了世界针灸学会联合会《耳穴名称与定位》国际标准的起草。通过在耳穴诊治专业委员会的工作，我结识了包括 Terry Oleson（美国）、Frank Bahr（德国）、Raphal Nogier（法国）、Andreas Wirz-Ridolfi（瑞士）等耳穴领域的专家。中国耳穴与国际主要流派建立了良好的合作交流渠道和平台。2017 年 8 月在新加坡举办的第九届国际耳穴学术研讨会，由 6 个国家共同发起，我作为中方发起人担任了大会主席。基于耳穴国际标准方面的成就，我荣获 2010 年国家标准创新贡献奖二等奖。

在从事教学科研工作的同时，我始终坚持临床工作，凭借北京中医药大学针灸学院的学术平台，通过举办学术交流等各种途径，拜访结识各路专家，如成都耳穴美容专家杨世禄老师、山西知名专家乔正中先生、郭廷英先生、北京耳穴专家李秀君老师，河南挑针专家魏秀婷老师等，他们都给予了我无私的指导，使我的学术视野得到拓展，临床水平快速提高，产出了一些临床方面的成果。在总结学习导师杨甲三教授等专家学术经验的基础上，我形成了"针灸皮、脉、肉、筋、骨层次论治""经络诊察法"等临床学术特色，认为针灸疗法各有特点，各具优势，合理配合使用可取得更好的效果。2012 年随着新型艾灸器具"百笑灸"面世，并成为国家中医药管理局推荐产品，我进一步总结推广艾灸疗法，逐步形成了独具特色的新型"百笑灸疗法"。2016 年，我获得中国针灸学会科学技术奖一等奖，并荣获第七届"全国优秀科技工作者"称号。

漫漫求索路，处处遇恩人。回顾自己的奋斗成长经历，要感恩生我养我的父母和故土，感恩无怨无悔陪我一起奔波奋斗的妻子和女儿，也感谢各位师长、同事、同学和学生，更感恩成为我学术港湾的北京中医药大学。

第二章

针道探究

一、针灸层次论治体系的发掘与构建

（一）发掘层次论治方法，完善针灸论治体系

中医学认为人体是按一定的层次结构组成的有机体。阴阳、表里、营卫、脏腑，以及皮、脉、肉、筋、骨等无不贯穿着层次的理念。《黄帝内经》是针灸学早期集大成的经典，内容十分丰富。后世在《黄帝内经》针灸理论的发掘整理方面，多以经络理论作为重点，对其层次论治的理论体系认识不够，导致对《黄帝内经》中的许多内容无法全面理解，影响了针灸学术的继承和临床疗效的发挥。其实，《黄帝内经》中除了纵向的经络体系外，还存在着较为系统的层次论治体系。在层次体系中，阴阳、表里是粗放笼统的层次概念，后世医家将其发展为"八纲"的内容。除了这些笼统的层次概念外，《黄帝内经》中还有较为精确的层次系统，其中"皮、脉、肉、筋、骨"是最基本、最具体的层次结构。正如《灵枢·经脉》所云"人始生，先成精，精成而脑髓生，骨为干，脉为营，筋为刚，肉为墙，皮肤坚而毛发长，谷入于胃，脉道以通，血气乃行"。仔细研读，不难发现"皮、脉、肉、筋、骨"层次论治是《黄帝内经》时期针灸的主要论治体系，而且已经相当系统和完善，涉及疾病的诊断、定位，针具的选择，刺灸方法的确定等多个方面，可以说是此时期针灸疗法丰富多彩的理论基础。

《黄帝内经》时期，九针并用，针灸论治体系十分庞大，针灸疗法也种类多样。在理论指导方面，既重视以经脉为代表的纵向联系，又重视以"皮、脉、肉、筋、骨"为代表的表里层次定位。与方药治疗相比，针灸在治疗中对疾病层次的精确把握具有绝对的优势。而在《黄帝内经》之后，随着方药治疗的广泛普及，针灸从"九针"的多手段治疗向以毫针为主治疗过渡，"皮、脉、肉、筋、骨"层次论治方法渐被忽视，《黄帝内经》时代丰富多彩的针灸术也随之变得单调和苍白了。

与方药论治不同，层次始终是针灸及手法治疗的关键环节，也是理解发掘古代针法、总结开发新疗法的基础，因此通过剖析《黄帝内经》，还原"皮、脉、肉、筋、骨"层次论治方法，对建立针灸自身的论证体系，丰富针灸疗法，拓展针灸临床治疗范围有所启示。

而目前针灸临床往往也只注重十二经脉辨证方法，忽视层次论治，导致临床只重视疾病的纵向经脉归属，而对疾病在经脉或腧穴的表里层次定位则未能顾及，其结果是使针灸施术者在操作时难以准确选择针具和疗法，判断针刺的深浅，这就很难达到最佳的治疗效果。因此，只有将经络理论与"皮、脉、肉、筋、骨"层次理论有机地结合，才能真正反映人体立体的、动态的功能和结构体系，也使经络辨证更具体，更有操作性。

虽然"皮、脉、肉、筋、骨"层次论治体系内容还需进一步发掘和丰富，但对这一理念的重申，还原层次论治方法，是冲破长期以来禁锢针灸论治发展思维壁垒，建立针灸自身论证体系，丰富针灸疗法的重要武器。

（二）论针灸"皮、脉、肉、筋、骨"层次论治方法

1. 层次论治的由来

皮、脉、肉、筋、骨又称五体，是构成人体四肢躯干的五种基本组织，在内包纳五脏六腑及奇恒之腑，在外形成人的肢体躯壳，是维持人体姿势和完成躯体运动的保证，也是抵御外邪和内外物质、能量、信息交流的媒介。中医学认为，人体的结构层次，从外而内、由浅而深依次为皮、脉、肉、筋、骨、髓、腑、脏。按照表里关系，皮、脉、肉、筋、骨居于外而属表，脏腑居于内而属里。藏象学说认为，皮、脉、肉、筋、骨分属于肺、心、脾、肝、肾五脏，从而使五体、五脏、六腑形成内外统一的有机整体。"皮、脉、肉、筋、骨"层次理论认为，人体的任何部位，或高或低，或薄或厚，都有"皮、脉、肉、筋、骨"从外而内的层次结构。脏腑器官虽多属肌性器官，但中医学认为脏腑是独立于皮、脉、肉、筋、骨之外的特殊组织器官，它们与人体四肢百骸通过经络系统联络成一体，达到沟通内外、运行气血的目的。在生理上，皮、脉、肉、筋、骨支撑护卫着脏腑器官，皮、脉、肉、筋、骨也依赖脏腑化生的气血津液的濡养；在病理上，皮、脉、肉、筋、骨

的病变可内传至相应的脏腑，脏腑疾患也可反映于皮、脉、肉、筋、骨的特定部位。不同层次在生理、病理表现上体现出的差异，决定了在辨证施治时同样要注意区分开不同层次的治法。《灵枢·九针十二原》曰："故针陷脉则邪气出，针中脉则浊气出，针太深则邪气反沉、病益。故曰：皮肉筋脉，各有所处，病各有所宜，各不同形，各以任其所宜。无实实，无虚虚……针各有所宜，各不同形，各任其所为，刺之要。"文中明确指出了应针对皮、脉、肉、筋、骨不同层次的特点使用适宜的刺法。

2. "皮、脉、肉、筋、骨"层次论治的原理

皮、脉、肉、筋、骨是人体的屏障，也是人体脏腑功能外在显现的窗户。《黄帝内经》认为，外邪侵犯人体多按"皮→脉→肉→筋→骨"次序传变，最后侵犯脏腑。故《素问·阴阳应象大论》曰："故善治者治皮毛，其次治肌肤，其次治筋脉，其次治六腑，其次治五脏。"同时，在疾病传变过程中，留驻于皮、脉、肉、筋、骨的病变可内应于相对应的脏腑，如皮之病可内应于肺、脉之病可内应于心等。此外，"有诸内必形诸外"，脏腑本身的病变，也必然不同程度地显现于相应的皮、脉、肉、筋、骨的特定部位。

皮、脉、肉、筋、骨有其各自独特的生理功能和病理特征。《黄帝内经》根据皮、脉、肉、筋、骨的生理病理特征，归纳出了皮、脉、肉、筋、骨层次论治方法，不仅应用于外伤病证，也用于内伤病证。《灵枢·刺节真邪》指出："虚邪之中人也，洒淅动形，起毫毛而发腠理。"并指出邪气内搏于皮肤之间则为皮肤的痒、痹、不仁，内搏于肌肉则为寒热之证，内搏于脉则血闭不通而为痛，内搏于筋则为筋挛，内搏于骨则为骨痹。同一疾病，因病程的不同，其病位的层次及临床表现亦不同，也可用皮、脉、肉、筋、骨来分类。如《素问·痿论》中的痿病有皮痿、脉痿、肉痿、筋痿、骨痿之分;《素问·痹论》中的痹病有皮痹、脉痹、肉痹、筋痹、骨痹之分。《灵枢·癫狂》的癫疾也有骨癫疾、筋癫疾、脉癫疾之分。《灵枢·热病》对热病也根据其临床表现，按皮、脉、肉、筋、骨层次论治。

《素问·长刺节论》中说："病在筋，筋挛节痛，不可以行，名曰筋痹。刺筋上为故，刺分肉间，不可中骨也。病起筋炅，病已止。病在肌肤，肌肤尽痛，名曰肌痹，伤于寒湿。刺大分小分，多发针而深之，以热为故，无伤

筋骨，伤筋骨，痛发若变。诸分尽热，病已止。病在骨，骨重不可举，骨髓酸痛，寒气至，名曰骨痹。深者刺，无伤脉肉为故。其道大分小分，骨热病已止。"亦指明了病邪处于不同层次决定了应选用的刺法和刺中部位的不同。

3. "皮、脉、肉、筋、骨"层次辨别方法

《素问·皮部论》言："余闻皮有分部，脉有经纪，筋有结络，骨有度量，其所生病各异。别其分部，左右上下，阴阳所在，病之始终，愿闻其道。"在《黄帝内经》中虽然没有专篇论述层次论治的方法，但从散在各篇的记载中可以看出疾病的层次辨别主要有3个方面：

第一，皮、脉、肉、筋、骨有各自的症状。皮肤的痒、麻、不仁、寒热等属病在皮；肌肉疼痛、不仁、痿废不用等属病在肉；血脉的凝滞不畅、高热狂躁、痈疮等属病在脉；肢体痉挛、疼痛固定不移、筋结等属病在筋；肢体沉重、骨痛等属病在骨。《素问·痹论》即有"痹在于骨则重，在于脉则血凝而不流，在于筋则屈不伸，在于肉则不仁，在于皮则寒"的论述。《灵枢·热病》言："热病先肤痛，窒鼻充面，取之皮……热病先身涩，倚而热，烦悗，干唇口嗌，取之皮……热病嗌干多饮，善惊，卧不能起，取之肤肉……热病面青脑痛，手足躁，取之筋间……热病数惊，瘛疭而狂，取之脉……热病身重骨痛，耳聋而好瞑，取之骨。"《灵枢·癫狂》曰："骨癫疾者，颜齿诸腧分肉皆满，而骨居，汗出烦悗，呕多沃沫，气下泄，不治。筋癫疾者，身倦挛急大，刺项大经之大杼脉，呕多沃沫，气下泄，不治。脉癫疾者，暴仆，四肢之脉皆胀而纵。"

其二，皮、脉、肉、筋、骨分属五脏，五脏的病变亦可累及皮、脉、肉、筋、骨而为病。如《素问·痿论》中的五痿之分即属此类，"故肺热叶焦，则皮毛虚弱急薄，著则生痿躄也。心气热，则下脉厥而上，上则下脉虚，虚则生脉痿，枢折挈，胫纵而不任地也。肝气热，则胆泄口苦筋膜干，筋膜干则筋急而挛，发为筋痿。脾气热，则胃干而渴，肌肉不仁，发为肉痿。肾气热，则腰脊不举，骨枯而髓减，发为骨痿"。

其三，疾病的层次与病程的长短有关，病初期多居皮肉等浅部，病久则入筋骨等深部。如《素问·皮部论》中就有"是故百病之始生也，必先客于皮毛。邪中之则腠理开，开则入客于络脉，留而不去，传入于经，留而不

去，传入于腑，廪于肠胃。邪之始入于皮也，溯然起毫毛，开腠理；其入于络也，则络脉盛，色变；其入客于经也，则感虚乃陷下。其留于筋骨之间，寒多则筋挛骨痛，热多则筋弛骨消，肉烁䐃破，毛直而败"的论述。

此外，《黄帝内经》还有其他层次辨别方法，如《灵枢·九针论》言："形乐志苦，病生于脉……形苦志乐，病生于筋……形乐志乐，病生于肉。"《难经·五难》对于持脉深浅的记载也印证了古代的层次论治方法，"脉有轻重，何谓也？然初持脉，如三菽之重，与皮毛相得者，肺部也。如六菽之重，与血脉相得者，心部也。如九菽之重，与肌肉相得者，脾部也。如十二菽之重，与筋平者，肝部也。按之至骨，举指来疾者，肾部也。故曰轻重也"。

4."皮、脉、肉、筋、骨"层次治疗方法

对于皮、脉、肉、筋、骨不同层次病证的针灸治疗，《素问·刺要论》提出了基本原则：病有浮沉，刺有浅深，各至其理，无过其道。此处的"理"即指疾病所在组织的纹理层次。至于具体的原则，《素问·调经论》有更进一步的论述，"经络肢节，各生虚实，其病所居，随而调之。病在脉，调之血；病在血，调之络；病在气，调之卫；病在肉，调之分肉；病在筋，调之筋；病在骨，调之骨"。《灵枢·寒热病》也有类似的记载，"春取络脉，夏取分腠，秋取气口，冬取经腧。凡此四时，各以时为齐，络脉治皮肤，分腠治肌肉，气口治筋脉，经腧治骨髓、五脏"。层次治疗的具体方法可归纳为以下几个方面：

第一，施以适当的针具。对于皮、脉、肉、筋、骨不同层次的疾病，最有效的方法莫过于采用适宜的针具在其相应部位和层次进行治疗，即所谓"皮肉筋脉，各有所处，病各有所宜，各不同形，各以任其所宜"(《灵枢·九针十二原》)。《黄帝内经》中的九针即为不同层次的病变而设。正如《灵枢·官针》云："凡刺之要，官针最妙。九针之宜，各有所为，长短大小，各有所施也，不得其用，病弗能移……病在皮肤无常处者，取以镵针于病所，肤白勿取。病在分肉间，取以员针于病所。病在经络痼痹者，取以锋针。病在脉，气少当补之者，取以锃针于井荥分输。"《素问·针解》的记载就更为系统，"一针皮，二针肉，三针脉，四针筋，五针骨，六针调阴

阳，七针益精，八针除风，九针通九窍，除三百六十五节气，此之谓各有所主也"。

第二，采用恰当的刺灸方法。不同层次的病变，所用的刺灸方法亦当不同，这样才能真正达到"各至其理，无过其道"的目的。《灵枢》中多篇论述了治疗不同层次病变的刺法。如《灵枢·官针》所载的"九刺""十二刺""五刺"等刺法中，除个别是描述选穴规律外，其他多为针对不同层次病变的刺法。如毛刺、直针刺等表浅的刺法，多用来治疗皮肤病及邪气表浅之证；分刺、浮刺等在肌肉层的刺法，多用来治疗邪在分肉、肌肉之证；络刺、赞刺等以刺络放血为主的刺法，多用来治疗病在血脉之证；恢刺、锟刺即多针刺、火针刺等以针刺筋结部位的刺法，多用来治疗病邪在筋之证；短刺、输刺等深刺、刺及骨面、磨骨刺等刺法，多用来治疗邪气深入至骨之证。特别是"五刺"，明确指出是用来治疗皮、脉、肉、筋、骨五个层次的病证，即半刺取皮气、豹文刺取经络之血、合谷刺取肌痹、关刺取筋痹、输刺取骨痹。实际上，"五刺"是治疗"皮、脉、肉、筋、骨"不同层次病证的刺法原则。然而可惜的是，对"五刺"后世仅从治疗五脏病变做了一些简单的诠释，并未充分发挥其临床价值。关于艾灸层次治疗，艾火有强弱、久暂、生熟的不同，其目的就在于使艾灸作用达到病邪所在的不同层次。同时正是由于艾火之力可透达深部，千百年来一直选用艾绒作为最主要的灸材。

第三，选用恰当的穴位。在针具和刺法的基础上，穴位或治疗部位也是层次治疗的重要环节。经穴中很多都有层次的特性，如络穴的经气较浅，郄穴经气深聚；五输穴也各有一定的层次特性；又如《难经》所载的八会穴理论即体现了当时依赖腧穴进行层次治疗的痕迹，如脉会、筋会、骨会等。

第四，不同层次的病变，还可采用多种方法配合治疗。如《灵枢·九针论》中还提到"形乐志苦，病生于脉，治之以灸刺。形苦志乐，病生于筋，治之以熨引。形乐志乐，病生于肉，治之以针石。形苦志苦，病生于咽嗌，治之以甘药。形数惊恐，筋脉不通，病生于不仁，治之以按摩醪药，是谓五形志也"。可见，不同层次的病变，有其特殊的优选疗法。

5. "皮、脉、肉、筋、骨"层次论治与经络辨证

"皮、脉、肉、筋、骨"层次论治并非孤立于经络辨证之外的局部治疗，

而是与经络辨证有机结合的。经络强调机体纵向的结构和联系，"皮、脉、肉、筋、骨"层次强调机体表里横向的结构和联系，二者的有机结合才能真正反映人体立体的、动态的功能和结构体系，也使经络辨证更具体，更有操作性。

经络理论从皮部、络脉、经脉、经筋等方面描述了皮、脉、肉、筋、骨自身及它们与脏腑器官的联络途径。实际上，这种联络是三维的，有纵向有横向，更有表里内外的层次关系。目前针灸临床常常只注重十二经脉辨证方法，忽视"皮、脉、肉、筋、骨"层次关系，导致临床只重视疾病的纵向经脉归属，而对疾病在经脉或腧穴的表里层次定位则未能顾及。其结果是使针灸施术者在操作时对针具和疗法的选择、针刺深浅判断心中无数，很难达到最佳的治疗效果。"用针之类，在于调气"，只有将经络辨证与"皮、脉、肉、筋、骨"层次论治有机结合，才能使针灸调气祛邪更加准确有效。《素问·刺齐论》中也明确提出了针刺需刺至正确的层次，"刺骨无伤筋者，针至筋而去，不及骨也。刺筋无伤肉者，至肉而去，不及筋也。刺肉无伤脉者，至脉而去，不及肉也。刺脉无伤皮者，至皮而去，不及脉也。所谓刺皮无伤肉者，病在皮中，针入皮中，无伤肉也。刺肉无伤筋者，过肉中筋也。刺筋无伤骨者，过筋中骨也。此之谓反也"。而在《素问·刺要论》中则讲出了"反"的含义，"是故刺毫毛腠理无伤皮，皮伤则内动肺，肺动则秋病温疟，淅淅然寒栗。刺皮无伤肉，肉伤则内动脾，脾动则七十二日四季之月病腹胀，烦不嗜食。刺肉无伤脉，脉伤则内动心，心动则夏病心痛。刺脉无伤筋，筋伤则内动肝，肝动则春病热而筋弛。刺筋无伤骨，骨伤则内动肾，肾动则冬病胀腰痛。刺骨无伤髓，髓伤则销铄胻酸，体解㑊然不去矣"。提示针刺如不注意层次，会"反为大贼，内动五脏，后生大病"。

6. 结语

从以上论述可以看出，"皮、脉、肉、筋、骨"层次论治是《黄帝内经》时期针灸的主要论治模式之一，也是此时期针灸疗法丰富多彩的理论基础。《黄帝内经》以后，随着方药兴盛及痛苦较少的毫针逐渐占据针灸疗法的主导地位，丰富多样且各有专攻的九针疗法渐渐被遗弃，《黄帝内经》刺法随之也变成了难以理解的生僻古经，其中的许多针灸理论被从方药角度进行诠释和推演，"皮、脉、肉、筋、骨"层次论治这一针灸的核心方法也渐渐消失了。笔者仅从文献角度对《黄帝内经》"皮、脉、肉、筋、骨"层次论治方法进行初步发掘和展示，这一论治体系有其具体而丰富的诊断、鉴别和治疗内容，还有待结合临床进行系统梳理。可喜的是，目前临床还有部分疗法在继续使用，如皮肤针疗法、刺络疗法、火针疗法、经筋疗法、针刀疗法等。相信通过在"皮、脉、肉、筋、骨"层次理念的指导下，针灸疗法将会真正重新建立起独立于方药理论之外的独特的诊察、鉴别论治体系，提高临床疗效，扩大临床治疗范围。

（三）经筋病与针灸层次论治

层次是中医学论治思维过程中的基本概念，中医认为人体是按一定的层次结构组成的有机体，阴阳、表里、营卫等无不贯穿着层次的理念。针灸疗法是通过不同类型规格的针具作用于人体穴位或部位，或施以不同手法、不同时程的灸疗等治疗疾病。长期以来，经络系统一直被奉为针灸论治唯一的根本，但令人困惑的是，在确定了针灸实施的部位、经脉或穴位之后，针对不同的疾病，如何选择针具、判断针刺的深浅及选用何种手法等，仍然无章可循。针灸层次论治理论揭示了《黄帝内经》中明确而具体的皮、脉、肉、筋、骨层次论治方法，与纵向的经络系统分布不同，它从横向归纳了不同层次疾病的诊治原则和方法。经筋属于"皮、脉、肉、筋、骨"的特定层次，在前文介绍层次论治的基础上，从针灸层次论治原理出发，结合临床实际，探讨经筋病的针灸层次论治思路和方法。

1. "皮、脉、肉、筋、骨"层次论治基本原理

人体的结构层次，从外而内，由浅而深依次为皮、脉、肉、筋、骨、髓、腑、脏。皮、脉、肉、筋、骨，又称五体，是构成人体四肢躯干的五种基本组织，在内包纳五脏六腑及奇恒之腑，在外形成人的肢体躯壳，是维持人体姿势和完成躯体运动的保证，也是抵御外邪和内外物质、能量、信息交流的媒介。皮、脉、肉、筋、骨居于外而属表，脏腑居于内而属里，而且皮、脉、肉、筋、骨分属于肺、心、脾、肝、肾五脏。五体、五脏、六腑形成内外统一的有机整体。在生理上，皮、脉、肉、筋、骨支撑护卫着脏腑器官，

同时也依赖于脏腑化生的气血津液的濡养。在病理上，皮、脉、肉、筋、骨的病变可内传至其相应的脏腑，脏腑疾患也可反映于皮、脉、肉、筋、骨的特定部位。外邪侵犯人体也按"皮、脉、肉、筋、骨"次序传变，最后侵犯脏腑。皮、脉、肉、筋、骨的病变有各自的症状特征，《素问·痹论》中提到"痹在于骨则重，在于脉则血凝而不流，在于筋则屈不伸，在于肉则不仁，在于皮则寒"。在治疗上，从治疗方法的确定，针具的选择，针刺手法、穴位、艾灸时程等都要以层次作为重要的依据。

2. 经筋病的特点

根据皮、脉、肉、筋、骨的层次，筋是介于肉和骨之间的组织结构，但传统意义上的经筋是人体的筋肉系统，包括肉和筋，即现代解剖概念中的肌肉、肌腱、筋膜、韧带等组织。经筋病的主要病因可以归为劳逸所伤、风寒湿邪外袭及体质上的阳气不足等方面。另外，筋应于肝，肉内应于脾，肝脾的病变也可外达于表，变现为经筋病证。经筋病的病变特征，《黄帝内经》认为，病在肉则表现为肌肉疼痛、不仁、痿废不用等，病在筋则表现为肢体痉挛、关节屈伸不利、疼痛固定不移、可触及筋结等。从层次结构上看，"肉"的病证要比"筋"的病证病位浅、病程短、病情轻，而筋的病证则病程长，预后差。根据层次传变的原理，肌肉的病变如不及时治疗，可以伤及筋，筋的病也往往与骨相关，出现筋病及骨或筋骨同病。

3. 经筋病的治疗思路

（1）治疗方法的选择：根据皮、脉、肉、筋、骨层次论治的原理，不同层次的病变，要采用恰当的治疗方法。《灵枢·九针论》指出："形乐志苦，病生于脉，治之以灸刺。形苦志乐，病生于筋，治之以熨引。形乐志乐，病生于肉，治之以针石。"认为筋病的治疗要采用灸疗和导引的方法，肉病则要用针刺、砭石疗法治疗。《灵枢·经筋》中则明确指出，经筋病应"治在燔针劫刺，以痛为输，以知为度"，即采用火针疗法。经筋病多由慢性劳损所致，病久会出现筋肉挛缩、筋结等表现，导引疗法通过活动肢体、伸展筋骨治疗，属经筋病的治本之法。艾灸疗法、热疗乃至火针疗法是温通之法，对筋病日久的重症往往可起到通痹解结的效果。对于施治的部位，《黄帝内经》也有明确的论述。《素问·调经论》指出:"经络肢节,各生虚实,其病所居,随而调之。病在脉,调之血;病在血,调之络;病在气,调之卫;病在肉,调之分肉;病在筋,调之筋;病在骨,调之骨。"因此,经筋的病证主要施治的部位在分肉和筋上。

(2)针具的选择:对于皮、脉、肉、筋、骨不同层次的疾病,最有效的方法莫过于采用适宜的针具在其相应部位和层次进行治疗。《黄帝内经》中的九针即为不同层次的病变而设。正如《灵枢·官针》所云:"凡刺之要,官针最妙。九针之宜,各有所为,长短大小,各有所施也,不得其用,病弗能移。"《素问·针解》对九针的功用有更为具体的描述,指出:一针皮,二针肉,三针脉,四针筋,五针骨,六针调阴阳,七针益精,八针除风,九针通九窍,除三百六十五节气,此之谓各有所主也。对于经筋病,如在分肉间,病邪表浅,常选员针杵摩肌肉。如果病在筋,则可以采取火针、员利针或锋针松解挛缩、筋结,或采用不同的针刺方法舒筋解结。目前临床出现的多种针具如员利针、长圆针、小针刀、钩针等多是来源于《黄帝内经》中治疗经筋病的针具。

(3)针刺手法的选择:不同层次的病变,不仅要选取不同的针具,同时也要采取相应的针刺手法。《灵枢·九针十二原》中提出了应根据"皮、脉、肉、筋、骨"层次特点分而论治的总纲,"夫气之在脉也,邪气在上,浊气在中,清气在下。故针陷脉则邪气出,针中脉则浊气出,针太深则邪气反沉,病益。故曰:皮肉筋脉,各有所处,病各有所宜,各不同形,各以任其所宜"。《灵枢》也在多处论述了治疗不同层次病变的刺法。如《灵枢·官针》所载的"九刺""十二刺""五刺"等刺法中,除个别是指选穴配穴外,多为针对不同层次病变的刺法。经筋病的治疗方面,分刺、浮刺等用来治疗病在分肉、肌肉;恢刺、焠刺即多针刺、火针刺等用来治疗病在筋的病证。"五刺"中的合谷刺主要用来治疗肌痛,关刺主要治疗筋痹。卢鼎厚先生多年来总结的"阿是穴粗针斜刺法治疗肌肉损伤"就是在合谷刺的基础上发展而来的。

(4)穴位的选择:在选用针具和刺法的基础上,穴位的选择在一定程度上也有层次的概念。如《灵枢·邪气脏腑病形》指出"荥输治外经,合治内府",说明五输穴中较远端的穴位长于治疗肢体病证。临床上荥穴、输穴常用来治疗肌肉的损伤或外感初期的肌肉关节疼痛等症状。《难经》所载的八会穴则更明确地指出穴位与疾病层次的关系，如筋会阳陵泉、骨会大杼等。临床上肌肉损伤表现为肌肉酸痛者，治疗多选肌腹部位的穴位，如上肢的臂臑、臑会等穴。肌腱、筋膜、韧带的损伤多选肌腱的远端即附着于骨的部分。当然，经筋病的穴位选择，总体是按"以痛为输"为基本原则的。

4. 经筋病与其他层次的病证

虽然经筋病主要以肌肉、筋膜、肌腱等的病证为主，但临床上皮、脉、肉、筋、骨各层次之间常常相互影响，疾病相互传变。风寒外邪多从皮毛内传。因此，肌肉长期反复的受寒受风，可以发展为经筋病。如临床常见病肩周炎的常见原因就是夜间肩部反复受风，最终可以发展为肌肉肌腱与筋膜的粘连和炎症，影响肩臂的功能活动，所以肩周炎也有"漏肩风"和"冻结肩"之称。筋肉的劳损挫伤多来自肌肉肌腱的自身病变或更深层次骨的影响。《素问·生气通天论》有"骨正筋柔，气血以流"的说法，认为骨骼位置的正确是筋肉免于损伤、气血流畅的先决条件。目前临床最多见的经筋病并非肌肉的运动性损伤，而是由于长时间处于固定姿势，如坐位而姿势不正，骨骼歪斜对肌肉肌腱等造成的静力性损伤。此外，筋肉的长期病变也可导致经筋在局部的血脉阻滞，此时经筋病的有效治疗常需要祛瘀通络，首先采取三棱针或火针放血治疗，然后再治疗筋肉本身的病证，古代将这种方法称为解结法。因此临床治疗经筋病不仅要针对筋肉本身，还要全面分析经筋病的形成原因，从整体出发，采取综合治疗手段。

5. 结语

综上可见，在面对经筋病时，"皮、脉、肉、筋、骨"层次论治可以有效指导治疗方法、针具、针刺手法及穴位等多个环节的选择。经筋病从层次上可分为以肌肉损伤为主的"肉"病和以肌腱、韧带、筋膜等为主的"筋"病。在治疗方法上，"肉"的病证以按摩或采用员针杵摩分肉之间为主，肌肉的损伤可以采用古代的合谷刺法，即在肌肉损伤的肌腹处采用多针斜刺法。对于"筋"的病证则要在筋结或肌腱韧带附着部位采取火针、长圆针、针刀等松解针法。经筋病日久多兼寒兼瘀，临床治疗应注意灸法温通的使用。另外，经筋病也与其他层次密切相关，临床要综合分析。

诚然，强调层次论治在经筋病治疗中的作用，并非放弃经络论治，针灸治疗的最终目的是疏通经脉，因此最佳的治疗应将层次论治与经络辨证有机结合，形成一个立体治疗方案。在临床上，经筋病证通过经络诊察常在损伤部位的循经远端处查找到阳性反应点，或在经筋的起止、结、络等部位施以治疗，往往可以达到立竿见影的疗效。

（四）从层次论治解读杨甲三进针手法

杨甲三教授是著名针灸学家，在 60 多年的临床工作中形成了独具特色的针灸学术体系，具有丰富的临床经验。"三边三间"学说是他关于穴位定位的学术观点，以此为基础著有《杨甲三取穴经验》，并被译成 10 多种文字在海外传播，享誉针灸界。除穴位定位及众多的学术成就外，针刺手法也是杨老学术体系的核心内容。结合针灸层次理论可以更好地理解掌握杨氏进针手法的要领和学术内涵。

1.杨氏进针手法

杨氏进针手法主要分为角度压式、捻压式、空压式、连续压式 4 种。手法分为持针和进针两个环节。

（1）持针法：以右手拇指、食指夹持针柄，中指自然扶住针身，无名指与小指夹持针身下端，使针尖露出一定长度。四种进针法持针方式基本相似，空压式针尖露出较长，可到半分或更长，其他三种基本与小指和无名指缘平齐。

（2）进针法：

①角度压式：采用杨氏手法常规持针，用无名指、小指轻压穴位两侧皮肤，针尖对准穴位，接近或轻触皮肤，倾斜针身使针身与皮肤表面呈45°～75°夹角，然后突然发力，腕部内旋，迅速使针身角度由倾斜位转为垂直位，利用旋腕的压力，将针刺入皮下。

本法的要领是腕部内旋时动作要迅速、灵活，快速刺入，减少疼痛。

②捻压式：采用杨氏手法常规持针，用无名指、小指轻压穴位两侧皮肤，将针尖轻点在穴位上，倾斜针身使针身与皮肤表面呈 45°～75°夹角，拇

指捻针向前 4 分左右，紧捏针柄，突然发力，拇指向后回捻针柄，同时内旋手腕将针身由 45°～ 75°夹角转为垂直位，随着捻针和转换针体角度将针刺入皮下。

本法要领是以捻为主，以捻带压，一捻即进，不必重复捻转。另外，捻压式从穴位皮肤部即行捻针手法，针感强，有一定的疼痛感，临床多用于泻法。

③空压式：采用杨氏手法常规持针，先将持针手悬空，针尖距皮肤的距离在 2 寸左右。针身与皮肤的夹角约呈 90°，对准穴位向下冲压，迅速将针刺入皮下甚至到肌肉浅层。针尖露出的长度根据不同进针要求决定，可以半分到一分（5 ～ 8mm）。

本法的要领是迅速、准确，持针悬空的高度不能太高也不能太低。此法适用于人体大部分穴位及各种长度的毫针进针，多用于四肢、腹部肌肉丰厚或平坦处及腹部等穴位需直刺或深刺时。

④连续压式：连续压式分沿皮刺与皮内刺两种。操作：采用杨氏手法常规持针，无名指、小指压紧穴位旁皮肤，针尖轻点于穴位上，沿皮刺时，倾斜针身使针身与皮肤表面呈 135°～ 165°夹角，利用指力、腕力，迅速将针沿皮刺入皮下，再连续下压数次，直至刺达病所。皮内刺时，小指、无名指及中指均紧压皮肤表面，针身与皮肤夹角约呈 170°，用同样手法将针尖刺入皮内。

本法的要领是进针皮部时倾斜度大，进针较困难，中指、无名指、小指下压穴位部皮肤的力量应加重，三指充当"押手"的作用，可固定穴位，避免皮肤在骨面等处滑动。另外，要注意当针尖透过皮下后，应用连续而均匀的压力，下压二三次将针刺入相应的部位，不能一插到底完成进针。本法适用于头面部皮肉浅薄部位，以及需沿皮刺、皮内刺的穴位。

（3）杨氏进针手法练习使用说明：杨氏进针手法练习使用并不容易，很多人开始练习时总觉得自己的小指太短，不适合学习该手法，甚至感觉该持针手法很别扭，不小心还会刺伤自己的小指。但要说明的是，经过一段时间训练，会很快体会到杨氏进针手法的优势和效果。凡跟杨老学习的学生几乎无一例外地采纳了杨氏进针手法，而且越用越灵巧。

（4）杨氏进针手法特殊的消毒要求：由于针刺过程中手指会接触针体，在常规穴位消毒和医者手部消毒的基础上，使用杨氏进针手法更强调医者的双手充分消毒。要先用肥皂洗手，再用75%的酒精棉球充分擦拭双手，对穴位局部消毒面积也要相对大一些。从目前杨老及其学生数十年的临床使用情况看，从未出现消毒的相关问题。

2. 杨氏进针手法的特点及优势

（1）持针正。针柄与手指保持垂直，是一种毛笔"执笔式"的持针方法，一方面保证捻针自然灵活，同时操作过程中手与腕保持自然伸直状态，不会出现普通单手进针法的"折腕"现象，使医者在操作过程中手臂自然放松，不易疲劳，能更好地用力用气，以达到"力送指端，气达指端"的目的。

（2）进针有力。持针和捻针过程都是五指共同参与，与普通两指或三指进针捻针不同。杨氏的四个进针手法都以"压"命名，强调进针过程中五指共同用力，是将针"压"入穴位，而不是简单的"插"入穴位，真正达到《黄帝内经》中"持针之道，坚者为宝""手如握虎"的境界。

（3）不易弯针。由于五指共同握持针柄，进针不易弯针。普通进针手法，为了防止弯针，常使用另一手扶持进针，而杨氏进针法进针时，小指、无名指、中指除辅助用力外，还发挥扶持针体的作用，不易出现弯针情况。此外，进针时小指抵触穴位皮肤，也对穴位局部皮肤起到固定作用，更便于进针、行针。

（4）改双手进针为右手单手进针，解放左手，发挥"押手"穴位诊察和进行弹努爪切、提捏舒张等辅助手法的作用。针刺前的穴位诊察是针灸取穴和判断进针精确位置、决定进针方向和深浅层次的关键环节，需要用押手甚至双手详细诊察，杨氏进针手法在此方面具有独特的优势。

3. 杨甲三进针手法的层次特征

（1）四种杨氏进针手法可以分为浅层进针和深层进针两类，角度压法和捻压法进针浅，空压式和连续压式进针较深。其中捻压式从皮肤层即行捻针手法，重在调皮肤层、阳部的经气，进针最浅，临床常用于去腠理邪气或治疗表证、阳证的部位，如曲池、大椎、风池等。角度压式在变换角度的同时将针尖压入皮肤下，进针基本无痛感，临床最为常用，是大部分穴位的进针方法。空压式垂直从穴位上部快速凌空将针刺入，针刺深度较前两种方法明显要深，可达到肌肉层或更深层次，确保皮肤层无感觉、不得气。连续压式是进针后向深层进针，但强调不能一插到底，而是连续分多次压针进入预定的深度或层次。

（2）杨氏进针手法另一个重要特点是，当针进入穴位后，由于拇指、食指、中指、无名指同时握住针体，行捻转手法时针体深度固定不变，如需改变进针深度，无名指或中指需移动或离开才可完成，如此确保在捻针时针尖保持在拟定的层次不发生位移，起到得气后"慎守勿失"的"守气"效果，也就是《黄帝内经》所谓"各致其理，无过其道"。

（3）杨氏进针手法的五指持针方式，手下对进针层次和针尖的阻力感觉更为灵敏，更容易体察针尖下的反应，因而达到"察气"和"守气"的目的。

（4）杨氏进针手法因五指持针，一般多采用1.5寸或以上的毫针，以更好地保证行针过程中对针刺方向的控制和力度，这与书法家讲究"握笔不能太低"的经验是一个道理。

4. 结语

杨氏进针手法是杨甲三教授针灸学术思想体系的重要组成部分，与已公布于世的"三边三间"取穴理论、五输穴原理都一脉相承。我有幸跟杨老临床学习多年，记得杨老当年临床最常吟诵的经典条文就是《素问·调经论》中的一段，"经络肢节，各生虚实，其病所居，随而调之。病在脉，调之血；病在血，调之络；病在气，调之卫；病在肉，调之分肉；病在筋，调之筋；病在骨，调之骨"。他常常在针刺每个穴位时明确告诉学生该穴是要浅刺还是深刺，如他说曲池穴进针一定要采用捻压式进针，从皮肤开始就要捻针得气。他还提到对有些穴位来说，疼痛就是一种针感。正是在杨老的反复启发下，促使我对《黄帝内经》有关针刺层次的经典文献重新梳理研读，最终形成"《黄帝内经》皮、脉、肉、筋、骨层次论治方法"的学术观点。此后多年中，我从层次理论的角度重新感悟理解杨氏针刺手法，更加认识到这种手法的学术内涵。难怪杨老当年对学生和徒弟有明文规定，跟他学习者必须使用他的手法，否则拒绝到他门诊跟诊学习。今天想起来才能真正体会到当初他的良苦用心和对学生、对针灸学术的期望和厚爱。

在此谨表达对先生的感恩和崇敬！

（五）从输穴的主治特点探讨五输穴层次论治原理

五输穴理论首见于《灵枢·九针十二原》，"经脉十二，络脉十五，凡二十七气以上下，所出为井，所溜为荥，所注为俞，所行为经，所入为合，二十七气所行，皆在五腧也"。五输穴理论认为，十二经脉的经气从四肢末端向肘膝关节至脏腑，呈现出由浅而深、由微而盛的向心性流注特点，同时分布于肘膝关节以下在相似部位属于不同经的穴位，其主治具有相似性。此后，《难经·六十四难》明确提出五输穴与五行的配属关系，并认为阴经、阳经的五输穴与五行的配属不尽相同，即所谓"阳井金，阴井木"。《难经》所述的五输五行配属关系，一方面强调了阴经与阳经的五输穴主治特点的相似性，另一方面也承认了五输穴主治特点在阴阳经之间的差异性。

历代对五输穴的主治特点认识较为一致，本文通过浅析输穴的主治特点及临床运用，从侧面探讨五输穴理论形成的渊源。

1. 输穴主治的经典论述

《黄帝内经》中多篇论及输穴的主治特点，《灵枢·邪气脏腑病形》指出："荥输治外经，合治内府。"认为经气表浅的输穴与荥穴长于治疗病位表浅的外经病变，而经气深入的合穴则长于治疗深居于内的内腑疾患。《灵枢·顺气一日分为四时》和《灵枢·本输》有按照四时经气的深浅不同取五输穴治疗的方法，认为"时主夏，夏刺输……病时间时甚者，取之输""夏取诸俞孙络肌肉皮肤之上……此四时之序，气之所处，病之所舍，针之所宜"。

《针灸甲乙经》尚有根据五输穴分属木、火、土、金、水五行，对小便的颜色异常采用五输穴治疗的记载，"尿青赤黄白黑，青取井，赤取荥，黄取输，白取经，黑取合"。

关于五腧穴主治的相关论述对后世影响最大的当数《难经·六十八难》，"井主心下满，荥主身热，输主体重节痛，经主喘咳寒热，合主逆气而泄"。这是五输穴配合五行属性及藏象理论所提出的，其中"输主体重节痛"的输穴主治规律为后世普遍接受。

2. 十二经输穴的分布特点

输穴是五输穴中从远端向心性排列的第 3 个穴位（胆经例外），根据《黄帝内经》"阳井金，阴井木"的原则，阳经输穴属木，阴经输穴属土。如果按照五输穴经气的浅深排列，输穴处于表里交界之处，解剖上多分布于手掌指关节或足跖趾关节后，或掌骨或跖骨小头部位。三阴经的输穴与原穴相同，即所谓"以输代原"，在分布部位上，只有足厥阴肝经和足太阴脾经与阳经的输穴部位相似，而手三阴经的输穴位于腕关节后的横纹中，足少阴肾经位于内踝与跟腱之间，与其他八条经的输穴分布特点不同。

3. 输穴的临床运用

（1）输主体重节痛：阴经、阳经的输穴虽都有主治疼痛的作用，但从古今文献及临床报道来看，其治疗痛证的程度和范围有所不同。

手、足三阳经的输穴在临床应用较为广泛，治疗范围以全身性疼痛为主，常作为疼痛的远端选穴。现代临床常用手足阳经的输穴治疗急性肌肉关节疼痛，配合损伤部位的主动或被动运动，效果较为显著。如后溪、中渚、三间、足临泣、陷谷等。后溪、束骨为手足太阳经的输穴，是治疗外感初期全身酸楚疼痛的常用配方。在手足阴经中，脾、肝二经亦有主治全身疼痛的作用。太白为脾经的输穴和原穴，除治疗脾胃病证外，还是治疗全身体重节痛的常用穴位；太冲为肝经的输穴及原穴，是主治头痛、目赤肿痛、胁痛及其他痛证的常用穴位，与合谷相配称为"四关穴"。而手三阴经之输穴太渊、大陵、神门及足少阴肾经输穴太溪，临床较少用于治疗疼痛，更多是通过条达经气来起到止痛的效果。

（2）阴经"以输代原"主内脏病：阴经的输穴与原穴为同一部位，故称"以输代原"。理论上讲，原穴是人体原气输注于十二经脉的部位，临床多用于治疗内脏病，而手足阴经原穴的这一特点更为明显。对于"体重节痛"这一外经病证，阴经输穴的作用并不突出。如肺经的太渊主治咳嗽、气喘、胸痛、无脉症等；心经的神门主治心烦、健忘失眠、惊悸怔忡、胸痛等；心包经的大陵主治心痛、心悸、呕吐、胃痛等；肾经的太溪主治头痛目眩、耳鸣耳聋、失眠健忘、牙痛等。诸穴均以治疗本脏病证和本脏的疼痛为主。但阴经中脾经的太白、肝经的太冲却有着与阳经相似的主治全身性疼痛的作用。

（3）与输穴分布相似的奇穴：临床常用的治疗急性软组织扭伤疼痛及感受风寒湿邪所致疼痛的奇穴和经验穴也多位于与输穴相近的部位。落枕穴又称外劳宫，是治疗落枕及颈项肌肉疼痛的有效穴，位于手背第2、3掌骨间，掌指关节之后；腰痛点是治疗急性腰扭伤的经验穴，位于第2、3掌骨及第4、5掌骨间，腕背横纹与掌指关节的中间，共两穴；痛灵穴是治疗各种急性扭伤疼痛及肌肉酸痛的经验穴，位于手背第3、4掌骨间，掌指关节后；液门透中渚是治疗感冒发热身痛的经验针法。临床上许多痛证的压痛反应亦多靠近掌指关节，与手三阳经输穴的分布特点相似。

（4）手三阴荥穴主治"体重节痛"的作用：值得注意的是，手三阴经的荥穴鱼际、少府、劳宫也分布于掌指关节的后缘，与手三阳经输穴的分布部位相同。现行教材中虽较少提及此三穴治疗"体重节痛"的外经痛证，但从古代文献中可找到类似主治的记载。如《针灸甲乙经》有鱼际主治"寒厥及热、身热汗不出、肩背寒厥"等症的记载，现代临床亦用此穴治疗感冒身痛之症。《类经图翼》有少府主"痎疟久不愈，振寒烦满，少气胸中痛，悲恐畏人，臂酸肘腋挛急"等症的记载。经外奇穴"牙痛穴"位于第2、3掌骨小头之间，与劳宫穴接近，是治疗牙痛和下颌关节痛的经验穴。《针灸甲乙经》载劳宫"主热病发热……三日以往，不得汗，怵惕，胸胁满痛，不可转侧"。可见手三阴经掌指关节后缘的穴位亦有主治痛证的作用。

4. 输穴主治特点的意义

（1）对于《难经》五输穴主治规律的理解，历代说法不一，但均难以全面诠释五输穴的主治规律。清代针灸学家廖润鸿认为，《难经·六十八难》的五输穴主治规律与五脏病机相关，其在《针灸集成》中指出："井主心下满，肝邪也；荥主身热，心邪也；输主体重节痛，脾邪也；经主喘咳寒热，肺邪也；合主逆气而泄，肾邪也。"阴经五输配五行五脏，依次为木、火、土、金、水，分属于肝、心、脾、肺、肾五脏。如此，输穴属土配脾，治疗脾虚湿盛的"体重节痛"之症自然顺理成章。但此说无法解释阳经输穴主治"体重节痛"的原因，而且从上文的分析可知，阴经输穴并不以治疗"体重节痛"见长。

（2）位于不同经脉的五输穴，却具有相似的主治作用，这无论从五行、阴阳、脏腑等角度都难以解释。唯独较合理的解释是，阴阳各经的五输穴分布于四肢末端的部位相似，如井穴都在指甲角处（中冲在中指端）、荥穴都在指间或趾间结合部的赤白肉际处、输穴在掌指关节或跖趾关节的后缘处等。四肢相似的部位对刺激的反应是相似的，如：井穴的针刺感觉都是刺痛、锐痛，很少有酸胀的得气感；荥穴的针感为"痛多胀少"；输穴的针感则为"胀痛相当"的感觉；而合穴的针感则以胀为主，很少有痛等。五输穴的部位分布，阴阳经井、荥、合分布部位基本相似。又如，五输穴中应用较广的荥穴，其"荥主身热"的主治特点在阴阳各经基本一致，而各经的荥穴位置也基本相似。输穴阴阳经有较明显的差别，其主治特点也有着相应的差别。

5. 小结

从前面对阴阳经输穴的分布及主治特点分析的结论可以推测，输穴的解剖部位、层次及针刺时所形成的针感，可能最易激发与肌肉关节相对应的经气，因而长于治疗肌肉关节的病证。《灵枢·百病始生》云："是故虚邪之中人也，始于皮肤，皮肤缓则腠理开，开则邪从毛发入，入则抵深，深则毛发立。毛发立则淅然，故皮肤痛。留而不去，则传舍于络脉。在络之时，痛于肌肉，其痛之时息，大经乃代。留而不去，传舍于经，在经之时，洒淅喜惊。留而不去，传舍于输，在输之时，六经不通，四肢则肢节痛，腰脊乃强。留而不去，传舍于伏冲之脉，在伏冲之时，体重身痛。留而不去，传舍于肠胃，在肠胃之时，贲响腹胀，多寒则肠鸣飧泄，食不化，多热则溏出糜。留而不去，传舍于肠胃之外、募原之间，留著于脉。"所谓"荥输治外经"即指荥穴、输穴适宜于治疗外邪侵袭于皮肤、络脉、肌肉关节的病证。

总之，对于五输穴井、荥、输、经、合经气的深浅、大小分布情况，古人用水流从高山流向海洋的水域变化的"井、泉、小溪、大河、海"来比喻。水域虽然不同，但其水系流经的井、泉、小溪、大河、海的各自地理位置和流量是相似的；经脉虽有不同，但各经脉远端具有相同属性的井、荥、输、经、合经气的深浅大小是相似的，其与人体皮、脉、肉、筋、骨论治体系是相互印证的，因而具有相似的主治规律。阴阳经输穴分布部位的差异，决定了其主治"体重节痛"作用在不同经脉中的差异。

二、经络诊察是针灸诊疗的关键环节

经络诊察法属于针灸临床中的一种物理诊断方法，《灵枢·刺节真邪》中描述了经络诊察的具体过程，"用针者，必先察其经络之虚实，切而循之，按而弹之，视其应动者，乃后取之而下之"。经络诊察法是以中医的阴阳气血、脏腑八纲等理论为指导，以经络系统为核心，以人体的解剖、体相常态为依据，采用望、切、扪、按、循推等方法，分析人体经络气血的变化，判断经络是否异常，为针灸等疗法提供较为精准的诊断依据。

（一）经络诊察的意义及其重要性

1. 意义

经络诊察的目的在于查找针对性强的诊断信息，完善经络病理资料，从而有效指导针灸临床选穴和治疗。《灵枢·卫气》认为"能别阴阳十二经者，知病之所生；知候虚实之所在者，能得病之高下；知六腑之气街者，能知解结契绍于门户；能知虚实之坚软者，知补泻之所在；能知六经标本者，可以无惑于天下"。强调诊察异常经络对于指导临床针灸治疗具有重要价值，为判断机体偏离常态的根本原因及纠正人体之偏提供强有力的依据。

2. 重要性

经络诊察作为中医诊断的重要组成部分，是针灸选穴施治的前提和基础，也是提高针灸临床疗效的重要途径。《素问·调经论》云："五脏之道，皆出于经隧，以行气血，血气不和，百病乃变化而生。"明确了经脉对于人体生理功能和病理变化的重要性。《素问·方盛衰论》曰："诊有十度，度人脉度、脏度、肉度、筋度、俞度。阴阳气尽，人病自具。脉动无常，散阴颇阳，脉脱不具，诊无常行。诊必上下，度民君卿。受师不卒，使术不明。不察逆从，是为妄行。持雌失雄，弃阳附阴，不知并合，诊故不明。传之后世，反论自章。"书中不仅论述了皮、脉、肉、筋、骨的层次理论对于指导经络诊察的重要性，而且重视诊察的方法和技术，更强调诊察规律的基本法则。在阴阳、上下协调平衡的原则指导下，不断完善"诊—查—断"的过程，避免盲人摸象，提高临床疗效。

（二）经络诊察的基本原理

1. 经络系统与健康特征的关系

经络系统将人体五脏六腑和四肢百骸连结成统一的整体，将脏腑所化生的气血运送到身体各部，起到维持正常生命活动的作用。《灵枢·经脉》言："经脉者，所以能决死生，处百病，调虚实，不可不通。"说明经络是人体生命形成、保持健康的根本，也是疾病发生发展的基础。

世界卫生组织曾定义健康为"疾病或羸弱之消除，且系体格、精神与社会之完全状态"。目前西医学对身心疾病的诊断除了大量的实验室检查和物理检查外，对于很多疾病的诊断仍存在无计可施的局面。《黄帝内经》对于健康给出别具一格的解析，认为阴平阳秘是健康的最佳状态，同时阐述了具体可操作的指标，《灵枢·终始》言："所谓平人者不病，不病者，脉口人迎应四时也，上下相应而俱往来也，六经之脉不结动也，本末之寒温相守司也，形肉血气必相称也，是谓平人。"当人体处于健康状态时，具有经络气血畅通，经络所过之处无疼痛等异常感觉的特性，可见想要获取人体健康的信息，既要有体内经络气血调畅的指标，更应有经络、穴位、脉口等体表可获得的指标。

2. 经络系统是沟通人体内外的重要途径

经络系统具有"内属于腑脏，外络于肢节"的特点，是人体运行气血、联系脏腑、沟通内外的网络。经络状态既是机体状态的外在体现，也是调节机体状态的有效途径。生理状态下，人体经络"营运气血，和调阴阳"，以通为用；病理状态下，则会出现气血不畅、经络瘀滞等现象，多以虚、瘀为主。疾病的发生发展与经络传变关系密切，邪气多由轻到重、由表及里。《素问·皮部论》指出："是故百病之始生也，必先客于皮毛，邪中之则腠理开，开则入客于络脉，留而不去，传入于经，留而不去，传入于腑，廪于肠胃。"《素问·阴阳应象大论》云:"故善治者治皮毛,其次治肌肤,其次治筋脉,其次治六腑,其次治五脏。治五脏者,半死半生也。"认为可通过经络诊察了解病变所在的经络及所属脏腑,判断疾病的性质,及时了解疾病的发展及可能的预后,为精准治疗提供可靠的诊断依据。

3. 经络诊察是判断病性的重要方法

"有诸内者,必形诸外"语出《丹溪心法》,源于《灵枢·外揣》的"司外揣内,司内揣外"思想。中医认为人体是一个有机的整体,体外与体内有着密切联系。当疾病发生时,体内的病变会通过外在现象表现出来,中医的辨证求因、司外揣内等方法就是"有诸内者,必形诸外"理论在病因领域中的应用,该理论在临床上与西医学比较具有独特优势。"审"是经络诊察的重要部分,通常以诊察体表络脉及皮肤色泽变化来判断疾病的性质。《灵枢·经脉》曰:"凡诊络脉,脉色青则寒且痛,赤则有热。胃中寒,手鱼之络多青矣;胃中有热,鱼际络赤,其暴黑者,留久痹也;其有赤有黑有青者,寒热气也。其青短者,少气也。"故可以通过诊察体表血络的颜色变化来判断寒热虚实之证,即黄赤多主热证、青黑多主寒和痛证。此外,脉口是人身内外之窗,在针刺之前必须先经诊脉查气血后方能用针,《素问·三部九候论》就有关于切脉候病的记载,"察九候,独小者病,独大者病,独疾者病,独迟者病……独陷下者病"。所以可通过比较九处脉搏的大小迟数以判断脉象是否存在异常。再者,《黄帝内经》又有察"本末"以知脏腑虚实寒热,如《灵枢·官能》曰:"审于本末,察其寒热,得邪所在,万刺不殆。"《灵枢·禁服》云:"必审察其本末之寒温,以验其脏腑之病。"因此可通过扪抚四肢末端和头部的温度变化作为判断机体虚实寒热状态的依据。

4. 经络诊察是辨别病位的重要依据

五脏发生病变可在其经络循行的相应部位出现病理反应。《灵枢·邪客》指出:"肺心有邪,其气留于两肘。肝有邪,其气流于两腋。脾有邪,其气留于两髀。肾有邪,其气留于两腘。"其中尤以原穴最具特征性,如《灵枢·九针十二原》记载:"五脏有疾,应出十二原。"肺系疾病可在手太阴肺经的原穴太渊处有反应、脾系疾病可在原穴太白处有反应等。现代研究表明，当某些内脏器官出现异常时，往往其体表相关部位如皮肤、肌肉等出现异常表现，如过敏、迟钝、压痛、硬结或色泽改变，常见于胃部疾患在足三里、中脘、阳陵泉等穴处出现压痛和结节，进一步说明脏腑病理变化通过经络反应于外，如《灵枢·官能》就指出："寒热淋露，以输异处，审于调气，明于经隧，左右支络，尽知其会。"通过经络审查，可获知疾病的归经和所属的脏腑，为采取正确治疗措施提供可靠依据。

（三）经络诊察的基本原则

1. 天人相应

机体脏腑活动与外界互通相应，亦由于十二经气血的运行与自然界息息相关，所以《灵枢·经别》说："十二经脉者，此五脏六腑所以应天道也。"《黄帝内经》在认识昼夜节律时，提出了"卫气行于阴二十五度，行于阳二十五度，分为昼夜"的观点。对于经气与四时变化的相关规律，《素问·四时刺逆从论》认为"春气在经脉，夏气在孙络，长夏在肌肉，秋气在皮肤，冬气在骨髓中"。说明了随着季节的更替，人体经气亦更替着所主部位。再者，气候的寒温也与人们关系密切，《素问·八正神明论》提到"天温日明，则人血淖液而卫气浮，故血易泻，气易行，天寒日阴，则人血凝泣而卫气沉"，指出了经络气血与气候的关系。

2. 上下相应、左右对称、前后相关

《黄帝内经》明确划分了人体上下部位的界限，认为"腰以上为阳，腰以下为阴"。在此基础上，《灵枢·终始》曰："从腰以上者，手太阴阳明皆主之，从腰以下者，足太阴阳明皆主之。病在上者下取之，病在下者高取之，病在头者取之足，病在腰者取之腘。"基于这一理论，可有效避免在针灸临床治疗过程中出现"头痛医头、脚痛医脚"的片面性，这也是根据中医整体观念的理论特点而创立的上下相应的诊察原则，这当中蕴涵着"治病必求于本"的思想。

左右对称的原则是指一侧经脉或络脉的病变必影响另一侧经脉或络脉的虚实变化，故应同时诊察对比左右经脉的异常表现，以客观全面反映病证。

《素问·阴阳应象大论》早已提出了左右对比参照的思想，言："故善用针者，从阴引阳，从阳引阴，以右治左，以左治右。"再如《素问·缪刺论》云："凡刺之数，先视其经脉，切而从之，审其虚实而调之，不调者经刺之，有痛而经不病者缪刺之，因视其皮部有血络者尽取之，此缪刺之数也……邪客于经，左盛则右病，右盛则左病，亦有移易者，左痛未已而右脉先病，如此者，必巨刺之，必中其经，非络脉也。"明确指出了经络左右贯通的理论基础。左右交叉取穴均能施治的原因还在于人体大都有左右交会的腧穴，如大椎、中极、关元等，此类穴位可交贯左右脉气。

当脏腑发生疾病时，往往在背俞穴上有所反应。《素问·举痛论》曰："或心与背相引而痛者……寒气客于背俞之脉……其俞注于心，故相引而痛。"通过诊察背俞穴处的皮下组织有无隆起、凹陷、松弛和皮肤色泽变化、温度等异常现象，以此分析判断某脏腑的病变及疾病的性质等。背俞穴为脏腑经气从背部出入之处，募穴为脏腑经气汇聚于胸腹部之处，早在《素问·奇病论》就曾记载："胆虚气上溢，而口为之苦，治之以胆募俞。"《难经·六十七难》指出："五脏募皆在阴，而俞在阳者，何谓也？然阴病行阳，阳病行阴，故令募在阴，俞在阳。"俞募配穴即前后配穴，脏腑之气由阴行阳、由阳行阴，达到阴阳平衡的目的。在针灸临床治疗过程中，前后整体观多体现在同时选用背俞穴和腹募穴以治疗内脏及躯体疾患，如《灵枢·官针》提出："一曰偶刺，偶刺者，以手直心若背，直痛所，一刺痛，一刺后，以治心痹，刺此者傍针之也。"

3. 形气相应

经络之气是经络功能的物质基础，通过判断经络气机变化，反映脏腑经络的虚实变化及气血的盛衰。形与气在人体整个生命过程中密切相关，故常合称为"形气"，二者对于维持人体正常的生理活动具有重要作用，正所谓"形与气相任则寿，不相任则夭"。另外，形体脏腑组织功能活动的正常运行与气的运行变化密不可分，健康的形体为气机得以正常运行提供了必要的前提条件，生理上二者不可分割而单独存在。若二者分离，则导致气机涣散而形体消亡。

4. 经脉脏腑气化自如

人体六腑气化主要通过经络感传，经络与脏腑相应并形成表里关系，在人体形成不同的分布特点与外部表象。中医学认为，脏腑的气化作用通过经络关联，经络系统不仅是联络的通道，同时也是不同气化运动的调和加工工厂，除直接影响具有络属关系的脏腑外，也可影响没有直接络属关系的其他脏腑，使其气化作用得到发挥。脏腑经络等的生理功能活动实质就是气化过程，每个脏腑的气化模式均有其特异性和规律性。脏腑特异之气的气化功能决定了脏腑各自的生理功能，各个脏腑气化模式有机结合、承制相辅，构成了五脏六腑的活体生命藏象气化模式。

5. 腧穴按压钝敏如常

正常情况下，腧穴的功能作用不体现或表现不明显。在疾病状态下，穴位呈现敏化状态，腧穴的功能作用才得以表现和发挥。穴位功能的特异性理论源于《黄帝内经》，如《灵枢·九针十二原》指出："五脏有疾，当取之十二原……五脏有疾也，应出十二原，而原各有所出，明知其原，睹其应，而知五脏之害矣。"《灵枢·背俞》言："则欲得而验之，按其处，应在中而痛解，乃其俞也。"强调了穴位按压钝敏对于经络诊察法的指导意义。

总之，经络诊察法以中医整体观念为前提，从多方位、多角度认识治疗疾病，是治病求本的反映，体现了辨证论治的思想，其以"经脉脏腑相关论"为立足点，通过对《黄帝内经》中脏腑经络关系的归纳总结，充分理解经络诊察法的应用依据，将可观、可触、可感的客观经络异常作为临床辨别经络虚实寒热性质的依据，减少主观判断所造成的误差。

三、针刺治神中的气功因素

针灸对机体的影响极其复杂，其作用的途径也是多方面的，因此，针刺疗效的决定性因素也一言难尽。千百年来，先贤们的医疗实践告诉我们，针刺手法是决定针刺疗效的首要因素，也是一个针灸医生技艺的衡量尺度，然而，这往往是临床上最难突破的瓶颈。那么针刺手法中最重要的因素是什么呢？翻阅针灸医籍，从源到流，我们不难看出，大凡在针灸方面有所成就者，无不重视针刺中的治神。

（一）针灸治神的重要性

从古到今，历代针灸名家对针刺过程的治神有许多精辟的论述和严格的要求，要求医者在针刺之前，必先一其神，定其志，呼吸均匀，而后存针。《素问·宝命全形论》云："故针有悬布天下者五，黔首共余食，莫知之也，一曰治神。"又云："凡刺之真，必先治神，五脏已定，九候已备，后乃存针，众脉不见，众凶弗闻，外内相得，无以形先，可玩往来，乃施于人。"在针刺施术过程中，又要求"慎守勿失，深浅在志，远近若一，如临深渊，手如握虎，神无营于众物"。而且《黄帝内经》以守神的程度来判断针刺技术的高低。《灵枢·九针十二原》云："小针之要，易陈而难入，粗守形，上守神。"《素问·征四失论》也指出："所以不十全者，精神不专，志意不理，内外相失，故时疑殆。"明代汪机在分析总结了众多医家的手法之后，发现当时针灸治疗的最大缺陷亦在于此，他在《针灸问对》中言："古语微奥，必沉潜玩味，乃能深契。今人喜简厌繁，但求熟于歌赋，其于圣经，视若虚文，孰肯留心于此哉？今吾子有志于此，可谓知本者矣，敢详述之于上，岐伯曰：凡刺之直，必先治神，专其精神，不妄动乱，刺之真要，在乎兹乎！"从历代诸家之论述中就可以看出治神的重要性及所隐含的气功因素。

（二）气功守神与针刺治神

在气功练习过程中，最重要的在于守"神"，由于气功流派众多，因而对治神的具体要求也各具风格，但无论如何变化总不离"精""气""神"三者。具体的方法也不外乎"调神""调息""调形"。内功锻炼中，一般要求形体自然，挺胸拔背，双睑垂帘，口唇微拢，舌顶上腭，呼吸均匀，两目内视，意守某一部位（多在丹田），以一念代万念，双手自然下垂，或附以特定动作。通过调神、调息、调形而达到入静，返虚还静，气沉丹田，炼精化气，久之则丹田气充，进而从周天贯通，循经流注。这样便可合于天地阴阳，并受意念控制，即以意领气，意到气到。外则御敌，内则养生，使气血畅通无阻。更有精深者，内可视脏腑经络，外可发放"外气"施治于内。气功功夫的深浅，很大程度取决于入静的程度，入静程度愈深，则达到的境界愈高。所以《庄子》云："纯素之道，唯神与守，守而勿失，与神为一，一之精通，合于天伦。"在针刺过程中，同样也要求医者"深居静处，与神往来，闭户塞牖，魂魄不散。专意一神，精气不分，毋闻人声，以收其精。必一其神，令志在针"。唐代孙思邈在《备急千金要方》中指出："夫为针者，不离乎心，口如衔索，目欲内视，消息气血，不得妄行。"其中的"口如衔索"明显是对"舌顶上腭"的描写，同时也要求"目欲内视"，这些都是汪机所谓"圣人传心"的要旨所在。此外，古人对针刺过程中医者的呼吸及姿势也颇有讲究。在操作过程中，要求"以意领气""意到气到"。《灵枢·九针十二原》所谓"迎之随之，以意和之，针道毕矣"，就是对这种高境界治神的描写。

由此可见，针刺治神与气功治神的形式虽有别，但本质则一。其实从《黄帝内经》中我们就可以看出，被称为圣人的针灸医家同时也是很精湛的气功导引家。《素问·生气通天论》就有"圣人传精神，服天气，而通神明"的记载。《素问·阴阳应象大论》亦云："是以圣人为无为之事，乐恬淡之能，从欲快志于虚无之守"。这里的"无为之事"和庄子所言的"纯素之道"都是指我们今天的"气功锻炼"。所以《素问·移精变气论》云："针石，道也，精神不进，志意不治，故病不可愈。"此外，明代针灸家杨继洲在《针灸大成》中罗列了许多事实，但最终把得失的关键也归结于治神。他说："先儒曰吾之心正，则天地之气亦正，吾之气顺，则天地之气亦顺。此固赞化育之极功也，而愚于医之灸刺也亦云。"这里似乎不乏唯心主义的糟粕，但从气功角度来讨论治神的本质含义及其作用，这又可谓他终身从事针灸之一得。

当然，针刺过程中，由于作用的对象为患者，因此，是不可能达到像气功家，尤其是内功锻炼者那种"两目垂帘，呼吸均匀，绵绵若存"，甚至"忘坐"的深度入静状态。只有针灸家重视精、气、神及专神于针的"一守"做法，乃不失气功之根本。其实，在古代文献中，也不乏有这样的例证。如《后汉书》记载的汉和帝询问郭玉为何治病常"一针而瘥"时，郭玉回答说："医之为言意也，腠理至微，随气用巧，针石之间，毫芒即乖，神存于心手之际，可得解而不可得言也。"又如古人尝有先念咒而后下针的做法。明代针灸家高武在《针灸聚英》中对此进行了十分客观的分析，他指出："咒法非素同意，补注又王氏辈为之，未足为信，但针工念咒则一心在针，故曰如待所贵，不知日暮也。"试想那种闭目垂帘，呼吸均匀，口中念念有词，意守针下或病所的做法与气功之调心、调息、调形的做法又何异之有？

显而易见，针刺治神的本质是与气功分不开的。而治神的关键就在于通过长期艰苦的意守锻炼，达到以意领气，意到气到的境界，实现"外内相得""深浅在志""迎之随之，以意合之"的目的。《老子》言"道常无为而无不为"，针刺治神的本质亦然。

（三）针刺治神的操作要领

既然治神在针刺中如此重要，临床操作中如何达到治神的要求呢？针刺操作是以治疗患者的病痛为目的，不同于气功的自我修炼，针刺治神的操作包括治医者之神和治患者之神两个方面。

从医者来说，第一，要高度关注患者的病情，获得明确细致的诊断，明了患者的体质和精神状态，明辨适应证和禁忌证，达到"闭户塞牖，五脏已定，九候已备，后乃存针"的要求。第二，行针操作过程认真负责，专心致志，全力以赴，达到"如待所贵，不知日暮""众脉不见，众凶弗闻，外内相得，无以形先，可玩往来，乃施于人"的境界。第三，针刺过程中，持针、补泻、留针等行针手法要严守规范，娴熟自如。如关于持针的方法，《黄帝内经》有"持针之道，坚者为宝，正指直刺，无针左右"和"手如握虎，神无营于众物"等记载，就是要求持针要坚实有力，行针过程手指要捏紧针柄，捻转提插既要灵活又要有力。另外，补泻手法要严格按照古人的要求操作。古人总结出的补泻范式，除了有行气导气的作用外，还有一个重要的作用，就是调动医者的注意力或意守。如"补九泻六"的九六数补泻，常令今人难以理解，但对古人而言，九为"老阳之数"，主生主长，六为"老阴之数"，主死、主消，都是基本常识。因此，捻转提插中配合九六数，就可起到强化医者手法的补泻意识效果，当然，这样的手法往往需要经过长期的训练才能取得效果。第四，针刺操作过程中要重视针刺方向，要意守病所。很多有经验的针灸专家，都强调针刺过程中要守住"针尖"，以达到"意到气到"的目的。

对患者来说治神也至关重要。首先，针刺是一种有创治疗，要做好充分的解释工作，消除患者对针刺的恐惧紧张心理，尽可能达到放松状态，正如《标幽赋》中所强调的"凡刺者，使本神朝而后入；既刺也，使本神定而气随。神不朝而勿刺，神已定而可施"。其次，医者要展示出充足的自信和精湛的技术，以获得患者的信任和配合。《黄帝内经》要求针刺操作中要"手动若务，针耀而匀，静意视义，观适之变"，就是这个目的。最后，指导患者在针刺过程中采取一定的意守和动作配合。如针刺治疗胃火牙痛时可以让患者意守足心或内庭穴，以达到引气下行的目的 。又如针刺戒烟时，在留针过程中要让患者保持安静并配合深呼吸，尤其是要进行细长吐气，想象在呼气时把多年来吸进肺中的焦油、尼古丁全部吐出去。配合这样的操作，不少患者针后即刻会产生对香烟的厌恶感，有些人会感觉香烟气味发生变化。古人在进针时，特别强调让患者咳嗽一声，随咳进针，今人多认为没有太大意义。其实，随咳进针是调神的重要内容，一方面，可以转移患者的注意力，减少疼痛；另一方面，主动咳嗽可以鼓动全身的气机运动，加强针刺手法行气导气的作用。

可见，治神是针刺手法取得疗效的重要因素，治神也是针灸医生需要长期训练和培养的基本功夫。在古代，针灸医生除了强调指力的训练外，身体素质尤其是气功或武术的功底是必不可少的。有不少气功大家常常"以手代针"进行点穴或外气治疗。其实，针刺治神与气功治神在本质上是一致的，针刺治神的目的就在于通过治神训练而达到气功的作用状态，达到针刺过程中"迎之随之，以意合之"的境界。

四、中医对梦的认识与辨梦论治

梦是人类在睡眠状态下一种特殊的精神活动，自古就引起人们极大的好奇、关注，并对其进行研究。在中国，对梦的认识起源于古人对梦本质及其与生活健康关系的探索，有文字记载的历史已有数千年。由于梦所具有的特殊虚幻特征及人们对梦本质的迷惑，梦的研究一直是哲学、政治、军事、医学等研究的重要内容。中医学对梦本质及其与疾病的关系认识较早，积累了较丰富的理论和实践经验。本文从梦起源的研究、中医梦本质的认识、梦的分类、病梦产生的原因、梦证的中医治疗原则与方法等方面进行论述，以探讨梦在中医辨证论治中的意义。

（一）中国古代对梦的研究起源

在中国，人们对梦的认识源于古人对梦的本质及梦与健康关系的探索，其中最主要的是梦占活动。由于缺乏对梦本质的正确认识，梦象成为古人精神领域最神秘的方面之一。人们往往把梦同鬼神联系在一起，认为梦是鬼神所托，是神灵对梦者的启示，是人的灵魂在睡眠时离身而行。《梦书》就有"梦者，象也，精气动也；魂魄离身，神来往也；阴阳感成，吉凶验也"的记载。在这种思想指导下，古人对于梦产生了极大的崇拜，因而梦占大行其道，常在许多重大决策中起到决定性的作用。传说黄帝时代即有占梦活动，殷墟出土的甲骨文中，不但有了较为规范的"梦"字，而且有很多商王占梦的记载。周代占梦风气更加盛行，设有专职占梦的官员，占梦成了各种占卜的重要组成部分。《汉书·艺文志》由"众点非一，而梦为大，故周有其官"的记载即可为证。古代占梦活动主要目的是分析梦象的含义及其所预示的吉凶，当然也包含了对身体健康状态的预示。而从事占梦的人多为知识丰富、善于言辞的巫师或巫医。

现存有关梦的实质、特征、形成原因等方面的早期文献，多见于古代哲学、政治、宗教等典籍之中。《荀子·解蔽》曰："心卧则梦。"《墨子·经上》亦曰："梦，卧而以为然也。"《庄子·大宗师》云："古之真人，其寝不梦。"《列子·周穆王》有"不识感变之所起者，事至则惑其所由然；识感变之所起者，事至则知其所由然。知其所由然，则无所惕。一体之盈虚消息，皆通于天地，应于物类。故阴气壮，则梦涉大水而恐惧；阳气壮，则梦涉大火而燔焫；阴阳俱壮，则梦生杀。甚饱则梦与，甚饥则梦取。是以浮虚为疾者，则梦扬；以沉实为疾者，则梦溺。藉带而寝则梦蛇，飞鸟衔发则梦飞"的论述，并记载了大量的具体梦例，其中不少梦例都与健康有关，这为中医释梦理论的形成奠定了基础。

（二）中医对梦本质的认识

中医对梦的认识是历代医家在形神、阴阳、脏腑、气血等理论指导下，借鉴历代思想家及梦占的经验，结合生活经验和临床实践，对梦的本质和特征进行的探索。中医古籍中对梦的记载最早见于《黄帝内经》。

中医学认为，睡眠与觉醒的交替发生是人体阴阳交替消长变化的表现。这种交替的变化模式是人适应自然界昼夜、阴阳消长变化的结果。《灵枢·口问》云："卫气昼日行于阳，夜半则行于阴……阳气尽，阴气盛，则目瞑；阴气尽，而阳气盛，则寤矣。"在人体，阴阳更替体现为营卫之气的运行与消长，卫气行于阳，人处于觉醒状态，卫气行于阴，营卫相合，则人进入睡眠状态。阴阳营卫这种规律的离合，维持了人正常的觉醒、睡眠周期。

营卫之气的运行，在外受天地阴阳消长的影响，在内受脏腑气血阴阳及精神神志的调节。觉醒、睡眠周期的状况，是脏腑阴阳气血平衡与否的具体表现。

梦是睡眠时神志活动的特殊表现。中医认为，梦的产生与魂魄尤其是魂密切相关，因此古代文学中梦又称"梦魂"。《灵枢·淫邪发梦》曰："正邪从外袭内，而未有定舍，反淫于脏，不得定处，与营卫俱行，而与魂魄飞扬，使人卧不得安而喜梦。"认为"魂魄飞扬"是梦产生的机理之一。神、魂、魄、意、志是人的五种高级精神意识活动，分属于五脏。其中，心神为人体生命和精神活动的主司。魂、魄、意、志等精神意识活动，无不在心神的控制之下。魂藏于肝，魄舍于肺，二者又同归心神所统帅。"随神往来者谓之魂，并精而出入者谓之魄"（《灵枢·本神》），魂指梦幻活动，魄指人的本能感觉活动。《类经·藏象类》指出："魂之为言，如梦寐恍惚、变幻游行之境……魄之为用，能动能作，痛痒由之而觉也。"由此可见，魂魄飞扬，实际上是指有意识的心神活动之外的特殊神志活动，即梦幻状态下所出现的如临其境的感觉。

魂魄何以能飞扬不定？总结历代对梦因的认识，可归纳为如下三个方面。其一，心卧则梦。即睡眠时，心神相对处于安静和松弛状态，心神对魂魄的制约减弱，魂魄易于飞扬不定而成梦。故《荀子·解蔽》曰："心者，形之君也，神明之主也……心卧则梦。"朱熹所谓"寤而有主而寐无主"的"无主"

即指睡眠时"心卧"而魂魄无主的状态。其二，魂魄飞扬亦与其所属的脏腑气血乃至全身精气盛衰有关。如肝血不足，肺气亏虚，则不能藏魂舍魄，致使魂魄不定而发梦。其三，梦也与心神本身的静谧与否密切相关。心为五脏六腑之大主，精神之所舍，心动则五脏六腑皆摇。心神的波动必然引起魂魄动摇不定而发梦，因而历代也有"梦为心动"的观点。清代沈金鳌在《杂病源流犀烛》中说："若夫梦者，亦神不安之一验耳。"

由此可见，梦是睡眠时神志活动的特殊表现，是心神处于不同状态下的"魂魄飞扬"。睡眠时人体阳入于阴，营卫相合，此时心神虽处于一定程度的安静状态，但并非完全绝对的阴平阳秘。梦发生于阳尽阴盛之时，尽管具有动的特点，但属于静中之动，阴中之阳，并不是一种独立于阴阳之外的状态。诚然，引起"魂魄飞扬"的原因有来源、强弱之不同，其所产生的梦境、梦象及其意义更加千差万别。若为心卧而梦，则此时的"魂魄飞扬"乃为心神安静、休息的体现，其梦境亦多愉快、平静，醒后精力充沛。若因脏腑气血亏虚，使魂魄无处舍藏而飞扬不定，或心神受扰使魂魄不定者，此时的"魂魄飞扬"则为精神不安、气血失和的表现，其梦境亦多惊险悲伤，多梦纷杂，醒后不忘，精神疲惫。

（三）梦的分类

梦的分类首见于《周礼·春官》，"占梦，掌其岁时，观天地之会，辨阴阳之气，以日月星辰占六梦之吉凶，一曰正梦，二曰噩梦，三曰思梦，四曰寤梦，五曰喜梦，六曰惧梦"。《灵枢·淫邪发梦》从梦的成因及辨梦施治角度将梦分为虚实两类，即十二盛、十五不足。东汉王符在《潜夫论》中把梦分为10种，并指出："凡梦有直、有象、有精、有想、有人、有感、有时、有反、有病、有性。"魏晋之后，梦的分类趋于简化。西晋著名玄学家乐广认为，梦产生的原因可概括为两类，一类由想引起，另一类由因引起（《世说新语·文学》）。隋代的杨上善结合临床实践及前人梦研究的成果，将梦分为三类，并明确提出了梦诊的概念。他在《黄帝内经太素》中言："凡梦有三种：人有吉凶，先见于梦，此征梦也；思想情深，因之见梦，此为想梦也；因其所病，见之于梦，此为病梦也。"此后历代对梦因不同目的做了不同的分类，其中以占梦为多。如明代陈士元的《梦占逸旨》将梦分为9种，即气盛之梦、气虚之梦、邪寓之梦、体滞之梦、情溢之梦、直叶之梦、比象之梦、反极之梦、厉妖之梦，其中气盛、气虚、邪寓、体滞、情溢之梦由生理、病理情志及外界刺激引起，厉妖梦因鬼怪作祟而致，直叶、比象、反极之梦则描述梦应验的情况。

历代对梦的分类，以杨上善的三类分类法较为简明合理。病梦即因病而梦，是人体阴阳失调或机体对外界刺激的反映。想梦又称思梦，即日有所思，夜有所想，是人体精神情志的反映或宣泄。至于征梦，即认为梦可以预示未来，是古人普遍存在的对梦特殊作用的迷信，也是现代梦研究的争论焦点之一。

《黄帝内经》反对鬼神之说，强调"拘于鬼神者，不可与言至德"。在梦的论述上，则以病梦为主，认为梦是阴阳、营卫、气血失和而致魂魄飞扬的表现，并提出"盛者泻之，不足者补之"的治疗大法。受《黄帝内经》梦理论的指导，后世又将病梦分为气盛之梦、气虚之梦、邪寓之梦三种。

（四）病梦产生的原因

梦产生的原因十分复杂，至今尚无定论。但对病梦的成因、观点颇为一致，一般认为有以下几种。

1. 邪寓致梦

《灵枢·淫邪发梦》曰："正邪从外袭内，而未有定舍，反淫于脏，不得定处，与营俱行，而与魂魄飞扬，使人卧不得安而喜梦。"这里"正邪"指一切引起发梦的外界刺激因素。张景岳在《类经》中对"正邪"做了明确的解释，指出"正邪者，非正风也。凡阴阳劳逸之感于外，声色嗜欲之动于内，但有干于心神者，皆谓之正邪。亦无非从外袭内者也"。可见，在外六淫之气，以及通过触觉、听觉、味觉等感觉器官引起的声音、色彩等感受，如内舍营卫，扰动魂魄，均可致梦。古人所说的"藉带而寝则梦蛇，飞鸟衔发则梦飞""大风之梦，使人飘飞"均属此类。同时，梦境也因正邪所犯脏腑器官的不同而表现出不同的特征。如《灵枢·淫邪发梦》云："厥气客于心，则梦见丘山烟火；客于肺，则梦飞扬，见金铁之奇物；客于肝，则梦见山林树木；客于脾，则梦见丘陵大泽，坏屋风雨；客于肾，则梦临渊，没居水中。"

2. 情志致梦

情志或情绪的变化是机体脏腑气血机能状态的外在表现，即所谓"人有五脏化五气，以生喜怒忧思恐"。情志可直接影响气血运行，过激的情绪是导致气血紊乱的重要因素。梦是神志活动的特殊表现，情志、情绪的变化也最易表现在梦中，其中尤以惊愕、恐惧、思念最为多见。《医经原旨》指出："心帅乎神而梦者，因情有所着，心之障也。"《梦占遗旨》也指出，梦境因不同情志所伤不同，过喜则梦开，过怒则梦闭，过恐则梦匿，过忧则梦喷，过哀则梦救，过忿则梦詈，过惊则梦狂。

3. 脏腑气血阴阳失和致梦

梦可因外邪入侵使气血营卫失和而产生，脏腑气血内在紊乱或盛衰也是梦产生的重要原因。人体是一个有机的整体，脏腑的各种病理变化，可表现为不同程度的精神意识或情志的改变。脏腑气血阴阳变化也可在梦这种特殊的精神意识活动中反映出来。正如《灵枢·淫邪发梦》所言："肝气盛，则梦怒；肺气盛，则梦恐惧、哭泣、飞扬；心气盛，则梦善笑恐畏；脾气盛，则梦歌，身体重不举；肾气盛，则梦腰脊两解不属。"此所谓五脏气盛之梦。《素问·方盛衰论》论述了五脏虚衰的梦，"肺气虚，则使人梦见白物……肾气虚，则使人梦见舟船溺人……肝气虚，则梦见菌香生草……心气虚，则梦救火阳物……脾气虚，则梦饮食不足。"此外，由于每个人的脏腑虚实及禀赋各有差异，梦的习惯也会表现出明显不同。如有人多梦，有人少梦，或经常做某类梦等。

（五）中医梦诊的方法

所谓梦诊，即以分析梦的特征来诊断疾病的方法，是中医传统诊法的一种。"梦诊"一词，虽首见于隋代杨上善的《黄帝内经太素》，但有关梦诊的内容，早在《黄帝内经》中已有详细记载。中医学认为，梦是睡眠中精神活动的表现，梦象的各种材料来源与躯体内外所受的刺激密切相关。各种邪气的侵袭，情志的变化，以及躯体内部的生理病理变化，都可能引起发梦，并参与梦境制作。因此，全面细致地分析梦因、梦境、梦量等梦的要素，结合中医学基本原理，可以诊断或协助诊断疾病，并为治疗方案的确立提供帮助。

人的梦境、梦象虽光怪陆离、千差万别，但临床仍有规律可循。梦诊内容一般包括以下几个方面。

1. 辨梦因

通过询问做梦的背景及患者的整体情况来分析做梦的原因，进而鉴别病梦与其他原因所致的梦，如思梦等，即现代所谓辨病理之梦与生理之梦。日有所思，夜有所梦，或睡眠安稳偶尔做梦，醒后无任何不适或尚留惬意；或睡眠中膀胱充盈，梦见找厕所；青春期男女精气充盈，偶梦性交等，均属生理之梦或思梦之列。若睡眠不佳，多梦纷扰，梦境可怕，醒后不忘，并有头昏、神疲、健忘、心悸等感觉，或者平时很少做梦，突然夜梦增多，多属病理之梦或病梦。此外，梦亦与生活环境和性格特点有关，所谓"农不梦治经读史，贾不梦樵采捕鱼"以及"好义者多梦松柏桃李，好智者多梦江湖川泽，好信者多梦山岳原野"，即属此类。

2. 辨梦境

通过了解梦境可进一步分析梦因并有助于诊断。临床多采用两种方法：一种是审梦求因法，即根据梦中景物的阴阳五行属性推断引起梦的病变部位和病理性质。如《素问·脉要精微论》所云："阴盛则梦涉大水恐惧，阳盛则梦大火燔灼，阴阳俱盛则梦相杀毁伤。"又如《灵枢·淫邪发梦》云："厥气客于心，则梦见丘山烟火；客于肺，则梦飞扬，见金铁之奇物；客于肝，则梦见山林树木；客于脾，则梦见丘陵大泽，坏屋风雨；客于肾，则梦临渊，没居水中。"另一种是审证求因法，即根据脏腑生理病理特点辨析梦象的脏腑或病因归属。如《灵枢·淫邪发梦》所言："肝气盛，则梦怒；肺气盛，则梦恐惧、哭泣、飞扬；心气盛，则梦善笑恐畏；脾气盛，则梦歌、身体重不举；肾气盛，则梦腰脊两解不属。"又如梦见登高、飞腾常为肝血不足、风痰上扰的征兆；梦见饮食、筑墙盖屋为脾的病证。患者病情危重时，常梦见死去的亲人在召唤；当病情转愈时，常梦见力大无穷、谈笑风生的景象。

3. 辨梦量

梦量，主要是指自觉梦的多少，而不是有梦睡眠的时间。现代研究证实，多数人的有梦睡眠时间基本相似，每晚有 4 ～ 6 次有梦睡眠，但醒后对梦的数量感受不同。中医认为，睡眠安香而少梦是营卫气血调和的表现，多梦纷纭或噩梦连连多属病态。所谓"至人无梦"，是指人若能合于阴阳，调于四时，去世离俗，积精全神，达到阴平阳秘的至人境界，即可使精神内治，无梦寐之扰。但实际上，很少有人有完全的无梦睡眠。

4. 辨梦外诸症

梦因人而异，复杂离奇，且苏醒后对梦之内容记忆有偏差，要获得准确的梦诊结果，仅靠对梦本身的分析是不够的。临床要紧密结合患者整体的临床表现，即四诊合参，因人、因时、因地制宜，方可获得全面准确的临床诊断。如噩梦纷扰，惊恐不安，或梦魇呼叫，伴有平素情绪不安，遇事易惊恐、心悸、脉细弱等，多属心胆气虚；如夜卧不实，多梦纷纭，梦见风雨、烟火、坏屋、丘陵、大泽，飘忽不定，梦境难忆，可伴精神萎靡、眩晕、怔忡、舌淡等表现，多属心脾气血亏虚；若虚烦难眠、梦遗、梦交、喜笑，醒后头昏耳鸣，平时腰膝软，潮热盗汗，舌红脉细数，则多属心肾不交、水火不济；若多夜眠不安，梦境怪异，荒诞纷乱，或见亡灵，或刀光剑影，兼有平素郁郁寡欢，喜怒无常，头晕健忘，面青眶黑，舌质紫暗，脉弦涩，则多属脑部气滞血瘀之症。

（六）梦证的治疗原则

梦证，是与梦寐相关的一类疾病的总称。临床梦证包括如下三类：其一，以多梦、离奇怪梦为主，伴有一定的全身兼症者；其二，以全身其他症状为主，伴有多梦的症状者；其三，在睡眠时或在梦中出现的异常行为，如梦游、梦呓、梦魇、梦尿、梦遗、梦交等。古今治疗梦证的方法较多，临床主要有如下几种：

1. 调和阴阳法

阴阳平衡、营卫调和是正常睡眠的保证。病梦的出现首先责之于阴阳失衡和营卫不和。因而临床治疗梦证，首先要鉴别睡眠的状况，所谓"阳入于阴则寐，阴入于阳则寤"，阳盛阴虚，则易失眠少寐；阴盛阳虚，则沉睡多寐。临床治疗虚则补之，实则泻之，常用方药如交泰丸、六味地黄丸等。针灸治疗以照海、申脉、至阳、承浆、水沟等穴为主。

2. 宁心安神法

心藏神，主血脉。神无所舍则睡眠不安，魂魄不定而多梦。心火过旺，心血亏虚，或心气不足均可致心神受扰或心神失养。因此《血证论》有云"然魂魄所主者神也，故安神为治梦要诀"。安神之法分清心安神、养血安神、益气安神等。方药如大定心汤、茯苓丸、益气安神汤等。针灸治疗以心俞、膈俞、神堂、魂门、魄户、大陵、神门、四神聪等穴为主。

3. 调肝安魂法

肝藏血，血舍魂。肝又主疏泄，喜条达。肝血不足，或肝失疏泄，或肝阴亏虚，肝阳上亢，均可导致肝魂不宁，而成多梦诸症。正如《吴医汇讲》所说"《内经》梦事，虽分脏腑阴阳，大要总系心肝两脏为主，何也？未有神魂静而梦寐颠倒者也"。调肝之法，可在临床辨证的基础上施以疏肝解郁、养血柔肝、平肝潜阳等法，方药如逍遥丸、酸枣仁汤、镇肝熄风汤等。针灸治疗以肝俞、胆俞、膈俞、魂门、魄户、三阴交、风池、大椎等穴为主。

4. 清热化痰法

怪梦多由痰作祟，痰热内扰，神魂不安是多梦、恶梦等梦证的常见原因。临床各种梦证，如兼见痰涎壅盛、胸脘满闷不适、脉来滑数者，施以清热化痰之法，方药如温胆汤、礞石滚痰丸等。针灸治疗以脾俞、胆俞、胃俞、魂门、魄户、大椎、丰隆、内庭等穴为主。

5.活血化瘀法

血脉凝滞，肝失所藏，神失所养，故魂魄飞扬而多梦。此外，脑为元神之府，瘀血阻滞脑络，则元神失养而致多梦。方药如血府逐瘀汤、通窍活血汤等，针灸治疗以百会、风池、魂门、魄户、太阳、三阴交等穴为主。

（七）总结

梦的产生与外界环境、情志、体质等因素都有联系，依靠中医整体观念把握梦因、梦境、梦量及梦外诸症，审证求因，辨证施治，损有余而补不足，是中医面对梦相关问题时的优势所在。同样，梦的表现也可以反过来帮助医者从四诊之外的另一个角度观察患者的心理及身体状况。

五、针灸治疗言语疾病

（一）中医学对言语形成的认识

中医学关于言语形成的认识，是在长期观察语言现象，结合中医藏象理论，并在临床反复验证的基础上总结出来的。具体观点历代各家虽略有不同，但大体上都是以构音发音器官、五脏、经络、气血及脑为基础的。

随着中医对脑病研究的深入，语言、记忆等高级认知心理活动障碍的研究越来越受到人们的重视。言语即口头语言，是心理活动的重要方面。言语障碍是临床最常见的一种高级神经心理功能障碍，可由许多疾病引起。中医历代医家对言语的生理、病理及治疗已有较深入的研究。继承古人的研究成果，对中医治疗言语障碍的研究有着重要的意义。本文从文献研究和临床实际出发，对中医学对言语形成的认识及其临床意义进行初步归纳。

1.构音器官与言语的关系

早在《黄帝内经》中，就对构音器官有了较明确的认识。《灵枢·忧恚无言》曰："咽喉者，水谷之道也。喉咙者，气之所以上下也。会厌者，音声之户也。口唇者，音声之扇也。舌者，音声之机也。悬雍垂者，音声之户也。颃颡者，分气之所泄也。横骨者，神气所使，主发舌者也。"指出喉咙、口唇、舌、悬雍垂、颃颡、横骨为音声形成的主要器官。同时也指出音声的产生和调节与神气密切相关，神气指挥着横骨，横骨为舌所附着。可见《黄帝内经》认为，言语声音的形成，是以神气为根本，舌为主，喉咙、会厌、口唇、悬雍垂、颃颡、横骨为辅的一个构音系统。《黄帝内经》在两千年以前对构音器官的认识，与西医学对构音发音器官是肺、声带、软腭、舌、腭、口唇等的认识十分接近。

2. 五脏与言语的关系

中医学对言语与五脏关系的认识，是以构音器官为中间环节。在构音器官中，由于舌的功能最为突出且显而易见，因此，舌自古便被作为言语的象征。这一点，可以从古代的许多成语典故中得到印证，如"舌战群儒""三寸不烂之舌"等。五脏即通过与舌之经络气血的联系，在言语的生理、病理方面起着各自不同的作用。

（1）心与言的关系：心者五脏六腑之大主，主神明。言语的表达和理解，是神的具体表现。《灵枢·本神》曰："所以任物者谓之心，心有所忆谓之意，意之所存谓之志，因志而存变谓之思，因思而远慕谓之虑，因虑而处物谓之智。"《灵枢·忧恚无言》在论述构音器官时，也明确指出：横骨者，神气之所使，主发舌也。阐明了神与舌的关系。正常的言语，不仅要发音准确，更重要的是思路清晰，语言组织合乎逻辑，否则就会言语错乱，答非所问，故有"言为心声"之说。同时，心主血脉，舌体的灵活荣润，有赖于心血的濡养。心手少阴之脉、经别均上系于舌，沟通了心与舌的联系。而舌体的灵活自如，是构音准确的重要方面。若痰瘀之邪阻闭舌窍，则会舌强语涩。心在窍为舌，心与言语的关系体现在保持正常的发音构音和准确的词句理解及组织等方面，尤其以词句的组织和理解是重点。故《景岳全书》云："心为声音之主也。"

（2）肾与言语的关系：肾藏精、藏志。精养神，精充则神旺，精亏则神衰。词语的记忆有赖于肾精的充盛。肾精不足，就会健忘失志，语言不畅。此外，肾为气之根，声音的大小，说话的连贯与否，都与肾气有关。肾足少阴之脉，循喉咙，夹舌本。其经气上达舌本、喉咙，与舌体的转动灵活与否密切相关。可见，肾与言语的关系，亦体现在构音发音和词句的理解和组织等方面。其经脉病变或肾气不足常引起构音发音的障碍，而肾精的亏损，则会导致肾对言语表达理解方面失司，老年精亏，健忘呆痴之言语障碍即属此类。故《景岳全书》云："肾为声音之根也。"

（3）肝与言语的关系：肝主筋，为刚脏，最易化风。足厥阴脉络于舌本。手少阳之筋，入系舌本，足太阳之筋，别入结于舌本。而筋赖肝阴之濡养，筋润则舌体运转灵活。风动筋急，首先表现为舌强舌卷。故《灵枢·经脉》云："足厥阴气绝则筋缩，引卵与舌。"可见，肝与言语的关系，亦体现在构音方面。此外，《素问·宣明五气》有"五气所病，肝为语"之说。对此句的解释，《黄帝内经临证指要》指出：此句指人之说话与肝胆之气疏泄是否正常有关。若肝胆之气条达，则话语适当，语气平和。反之若其气机失调，无论过亢或抑郁，均可使人话语失宜，或喋喋不休，或默然寡语。可见肝亦与言语的表达有关。

（4）肺与言语的关系：肺主气，司呼吸。声由气发，气为声音的动力，气盛则音洪亮，气衰则音怯。喉咙、会厌、颃颡等皆属肺系。可见，肺与言语的关系主要体现在发音构音方面。故《景岳全书》云："肺为声音之户也。"临床上，经常可以看到发音障碍的同时兼见气短音微的现象。

（5）脾与言语的关系：脾主肌肉，开窍于口。脾足太阴之脉，夹咽，边舌本，散舌下。口唇为音声之扇，舌为音声之机，皆为构音的重要器官。可见，脾与言语的关系主要体现在构音方面。故脾及脾经的病变，多见口角㖞斜、流涎、舌强等。正如《灵枢·经脉》所云："脾足太阴之脉……是动则病舌本强，食则呕。"而"舌本强，食则呕"多见于中风伴有构音障碍者，如假性球麻痹等。

综上所述，五脏与言语的关系可归纳如下：心、肝、脾、肺、肾均与言语有不同程度的关系，并在言语构成上起着不同的作用。在发音构音方面，以肺、肾、肝、脾关系最为密切。在词句的理解、组织和表达方面，则以心为主，兼及肾和肝。故《景岳全书》有云："是知声音之病，虽由五脏，而实唯心之神、肺之气、肾之精，三者为之主耳。"但应指出的是五脏与言语的关系，在不同的疾病中，作用亦有所侧重，如喉痹、失音之类，多从肺、肾论治，而中风不语、痴呆等所致言语障碍，则多从心、肾、肝、脾论治。

3. 脑与言语的关系

准确的言语表达，有赖于正常的逻辑思维活动，而此过程属中医学"神"的范畴。除心主神明外，脑与神明的关系，历代亦有所认识。《素问·脉要精微论》曰："头者，精明之府也。"《素问·本病论》又云："神失守位，即神游上丹田，在帝太一帝君泥丸宫下，神既失守，神光不聚。"《类经》注曰："人之脑为髓海，是谓上丹田，在太乙帝君所居。"此处"太乙帝君"即脑所藏之神，泥丸宫为脑神之所居也。程杏轩《医述》引《医参》曰："盖脑为神脏，谓泥丸宫，而精髓藏焉。"更明确地指出了脑藏神的作用。后世喻昌之"脑之上为天门，身之万神集会之所"，李时珍的"脑为元神之府"等观点，均表明中医学对脑主神明的认识。

除五脏分主七窍之说外，关于脑与七窍的联系，前人亦有所认识。隋代杨上善认为："地质声色芳味之气，循七窍从外入内。"并明确指出："七窍者，精神之户牖。"《东医宝鉴》则指出："九宫罗列七窍，应透泥丸之宫，日则接于物，夜则接于梦。"这些都说明，脑中的元神能通过七窍感觉、反映、认识事物，并进行抽象思维。言语出于舌窍，关于言语与脑的关系，直至清代医家王清任始有所认识。其所著《医林改错》云："舌中原有两管，内通脑气，即气管也，以容气之往来，使舌动转能言。"同时，他还注意到，婴儿随着年龄的增长，脑髓逐渐充实，语言能力逐渐形成，"小儿初生时，脑未全，囟门软……舌不言；至周岁，脑渐生，囟门渐长……舌能言一二字；至三四岁，脑髓满，囟门长全……言语成句"。

在中医学数千年的发展历程中，鉴于文化传统的影响，言语与脑的关系被认识的较晚，且内容零散，更多地是将言语与五脏，尤其是君主之官——心联系在一起。近有心主神明与脑主神明之争，亦有心脑共主神明之说。笔者认为，"心主神明，开窍于舌，与言语密切相关"之说，并非否认脑在言语形成中的作用。而只言脑不言心，则会丢掉中医几千年发展过程中以心为主所积累的宝贵经验。如笔者在临床中发现，中风后失语症患者多在心俞、神道穴处有明显压痛。这一现象与《肘后备急方》中"治卒中急风，闷乱欲死方……不能语者，灸第二椎或第五椎上五十壮"的记载相呼应，可用心开窍于舌，与言语相关解释，若仅从脑主言语就难以理解。因此，开展中医针灸治疗失语症的研究，首先应当注重对中医传统理论的把握，吸取古人所积累的经验。当然，了解脑与言语形成的西医学知识，将会开阔我们的研究思路，特别是在针灸治疗时明确病位，更便于合理配穴，整体治疗。

（二）中风言语障碍的中医病名及分类

1. 中风言语障碍的中医病名

近年来，有关中风言语障碍的报道日渐增多，但从研究的整体情况来看，也存在不少问题，如诊断标准不明确，分类不清，疗效标准不一等。中医学有关中风后言语障碍治疗的记载已有数千年的历史，历代医家积累了不少经验。但由于中风言语障碍症状复杂繁多，又与其他类症多有相似，因此文献记载混杂不一。就病名而言几千年来不下数十种，或从病因论，或以症状言，名目繁多，使后学者纲目难辨。可见，要深入开展中医针灸治疗中风言语障碍的研究，中医病名的规范化及其准确的分类当为首务。

查看近年来学术期刊中关于治疗中风言语障碍的报道，所采用的病名有中风失语、中风暴喑、中风言语不利、喑痱、中风不语等。除"失语"一词外，其余均可见于历代文献之中。但失语或失语症，是西医名词，属言语障碍中的一类。从现有的文献来看，多以中风失语来代替中风所致的言语障碍，这不仅从概念上是中西混淆，而且内涵外延均不相符。可见以"中风失语"作为中风言语障碍的中医病名不妥。

中医病名首先要具有显著的中医特色，既简单明了，又尽可能地概括疾病的基本特征，如病位、病因、症状等。关于中风言语障碍的记载，首见于《素问·大奇论》，曰："心脉小坚急，皆隔偏枯。男子发左，女子发右，不喑舌转，可治，三十日起。其从者喑，年不满二十者，三岁死。"《素问·脉解》亦云："所谓入中为喑者，阳盛已衰，故为喑者，内夺而厥，则为喑痱，此肾虚也。""喑"即说不出话，"痱"即肢体痿废不用。故"喑痱"一词，相当于中风后言语障碍。此后，晋代皇甫谧的《针灸甲乙经》中有"寒气客于厌发喑不能言"一节，载有十二条因不同原因所致的不能言。隋代巢元方的《诸病源候论》中，有关言语障碍的证候有风癔喉、风舌强不得语喉、风失音不语喉和风痱喉。其中以风癔喉主要描述言语障碍，曰："病发于五脏者，其状奄忽不知人，喉里噫噫然有声，舌强不能言。"从症状的描述来看，类似中风后混合性失语。唐代孙思邈对于中风后所致言语障碍症状的描述极为详尽，是历代文献中少有的。但在命名上，沿袭了《诸病源候论》的观点而略有发展。如《备急千金要方》曰："中风大法有四，一曰偏枯，二曰风痱，三曰风懿，四曰风痹。"至此，风懿被列为中风的一类。《备急千金要方》中的"风懿"与《诸病源候论》中的"风癔"字虽有异，但音同且描述极为相似。《备急千金要方》中除"风懿"一节外，同卷其他各节也论述了不同程度言语障碍的症状。提到的名称有中风失喑、失音不语及许多有关言语障碍的症状描述。

"中风不语"一词，首见于元代王国瑞的《扁鹊神应针灸玉龙经》，云："中风不语最难医，发际顶门穴要知，更向百会明补泻，实时苏醒免灾危。"此后历代医家多沿用中风不语一词。如明代李中梓的《医宗必读》在"真中风"卷中列"不语"一节。清代冯兆张《冯氏锦囊秘录》有"中风不语"一节等。尤其是清代程国彭在《医学心悟》中，设"中风不语辨"一节，评述了因内风所引起的心、脾、肾三经不语的特点。程氏将中风所致的各种言语障碍用"中风不语"一词予以概括，可以说标志着中风后言语障碍中医病名的确立。

历代关于中风后言语障碍的名称有喑痱、风癔、风懿、中风失癔、中风失音等，而今均弃之不用，却独以中风不语为其病名，究其原因如下。喑痱，虽酷似中风后言语障碍，但痱在历代论述中多指四肢不收，故与以偏瘫为多见的中风病多有不符，且"喑痱"一词今人多不使用。风癔、风懿之名，虽均代表以言语障碍为主症的病，但从原文的描述来看，并未完全概括中风言语障碍的普遍特征。且癔、懿二字，从字义上已丝毫看不出言语障碍的意思。至于中风失癔一词，仅见于《备急千金要方》，且癔即不能言，失癔则有双重否定之疑，亦多有不妥。若用中风失音，则音与语又不同，有语必有音，有音则未必能成语，故亦为不妥。中风一词，现已成为众人皆知的急性脑血管病的中医病名，不语代表言语障碍的特征，两者并称，简单明了，便于掌握推广。况且从元代起就已沿用至今。此外，还可区别于西医的"中风失语"一词。故以中风不语为中风后言语障碍的中医病名，既尊古，又宜今，实为可取之举。

2. 中风不语的类症鉴别

（1）辨中风不语与外风不语

中风，又名卒中，是以卒然昏仆，不省人事，伴口眼㖞斜、半身不遂、言语不利或不经昏仆而仅以㖞僻不遂为主症的一种疾病。但古代文献中，多将风邪侵袭人体称为中风。如《伤寒论》中以发热、恶风、汗出、脉浮缓为中风。因此历代文献中，多有将风寒外袭所致咽喉疼痛、发音不能与中风不语相提并论。如《针灸甲乙经》将"暴喑不能言，喉嗌痛，舌缓不能言"均列于"寒气客于厌发喑不能言"一节。又如《诸病源候论》将失音不语候与风癔候、风痱候并列于"风病诸候"一节。而论述"失音不语候"时则指出"风寒客于会厌之间，故卒然无音，皆由风邪所伤，故失音不语"。历代医籍中，此种现象比比皆是。正如《医述》云："方书将失音与不能言合为一证，岂知失音者，舌能转运，喉中则寂然无声也；不能言者，舌强不能转运，喉中格格难出，其声自在也。余以无声解之，自难与不能言混呼矣。"可见外风不语与中风不语的区别：第一，外风不语由外邪所致，病位在上在表；第二，外风不语以发音不能为特征，多伴咽喉部疼痛，而舌体转动灵活自如，且不伴肢体功能障碍；第三，外风不语病情轻，病程短。外风不语相当于咽喉声带的急性病变，历代文献中的喉痹、失音、暴瘖气鞭、喉中声嘶、喉痹不能言、暴喑等即属此类。

（2）辨中风不语与忧恚无言

早在《灵枢》中就记载有因情志因素而突然不能言语的情况，曰："人之卒然忧恚而言无音者，何道之塞？何气不行，使音不彰？"此病主要由于突然剧烈的情志因素刺激，导致人体气机逆乱而不能言语，其症状奇特，或时轻时重，多具暗示性。尤多见于性格内向者及女性。相当于西医学中的癔病性失语，临床较为多见，但疗效多佳。当然，中风不语也可因五志化火生风而致，但常伴有一定程度的中风症状，故与忧恚无言不同。古代文献中，"癫疾瘖""喜惧不能言"等当属此类。

除外风不语与忧恚无言外，癫狂，热病热入心包，神明失司者，也可见谵语、独语、狂语等言语异常表现，但临证均易鉴别，此不赘述。

3. 中风不语的分类

中风后言语障碍，从症状特征可分为两大类。第一类为语音形成的失调或障碍，主要表现为发音不准，吐字不清，语调及速率节奏等异常。常伴有舌强、舌缓、舌体短缩或口噤不开等症状。第二类为语言交流中的表达和理解方面的功能失调，主要表现为言语謇涩不畅、答非所问、言语多误等。古代医家虽未从以上两方面对中风不语进行分类，但已发现中风不语言语症状的不同特征。如《备急千金要方》已注意到五脏诸风所引起的言语症状各具特征，其中包括了上述两类。《冯氏锦囊秘录》则认为，中风不语当从言语特征进行分类，指出："中风不语之症有六：有失音不语者，有舌强不语者，有神昏不语者，有口噤不语者，有舌纵语涩不语者，有舌麻言謇不语者，可不详欤？"由此可见，古代医家已认识到中风不语分类的必要性。

中风不语是中风引起的言语障碍，是一种后天获得性的听觉语言障碍。听觉语言（言语）的构成包括两个方面，即发声构音和借助特定声音符号的表达和理解。西医学称前者为构音障碍，后者为失语症。因此中风不语的分类，即应从构音障碍和言语理解表达障碍两方面来分类。从古代文献中有关中风不语言语症状的描述可以发现，古代医家已认识到这两方面的不同特征。如《备急千金要方》中"言音嘶下，言音混浊，言音沉鼓，失音不语，口噤不语，瘖痖不语，言语不正"等显然是在描述构音发声方面的异常；而"语声冒昧，语言謇吃，言语倒错，心手不随，奄忽不知人，咽中塞窒窒然"等，则显然是在描述言语的表达和理解方面的障碍。中风不语分类名称的确定，仍应尽可能具有中医特征，并能对临床辨证论治起到指导作用。

中风后所出现的发音构音障碍，最突出的特征表现在发音构音的异常和舌体活动不灵两个方面。古代文献对此症状的描述，曾采用"舌强不能言、舌缓不能言、言音混浊、言语不正、舌瘖"等词。其中以"舌瘖"一词最能概括中风后发音构音障碍的特征。舌瘖，首先指主要的病位在舌，这是中风后构音障碍患者所能见到的最明显的器官病变，除舌之外，或可见口㖞、张口闭口不利、吞咽困难等症状，而舌体不灵活则为此类患者所必备，患者常以舌强、言语不清为主诉就诊。其次，瘖即不能言，指言语表达障碍，尤其是发音的障碍。"舌"代表病位，"瘖"代表症状特征，基本概括了中风构音障碍的特点。

中风后所致的言语表达和理解障碍，临床最突出的表现为言语的词句及语言逻辑组织上的表达和理解不全。古代文献中的描述有言语謇吃、言语謇涩、语涩、言语倒错、语声冒昧、短气不得语、语则失忘等。其中以"语涩"一词最能概括其特征。语，代表言语障碍的层次在语而不在音；涩，指出言语表达和理解的不顺利。故以"语涩"作为中风不语的言语表达和理解障碍的分类名称较为合理。

（三）针灸治疗中风言语障碍的现代文献述评

中风所致言语障碍是中风病的五大主症之一，针灸疗法一直被视为治疗此症的重要手段。随着对中风病的深入研究，近年来有关针灸治疗中风言语障碍的报道日渐增多，治疗方法不断涌现，并日趋成熟。

从有关针灸治疗中风后言语障碍的文献来看，总体治疗已有初步的规律可循。在病因上，笔者认为是风、火、痰、瘀阻滞心肾之经络，上扰神明，阻闭舌窍，而致舌强不语，病变涉及心、肾、肝、脾等脏及脑。在治疗上，或从整体出发兼顾言语障碍症状，或以语言障碍为研究重点，辨证施治。在选穴上，重视头部、颈项部、舌体局部及心经、肾经等经的穴位。尤其是舌体局部针刺是各种报道的共识。在刺法上，多强调舌局部的放血、深刺和强刺激。这些都为中风言语障碍的针刺治疗和研究提供了基本的思路。

但是，由于国内在言语障碍的研究方面起步较晚，加之语言属人类独有的高级神经心理活动，语言功能又因生长环境、文化程度等不同而有明显群体差异。这使得言语障碍的研究变得十分困难。各类言语障碍的诊断标准、检查方法、疗效标准在很长的一段时间里不完善或完全缺失。在针灸治疗中风后言语障碍的研究方面自然会存在许多问题，尤其是中西医对此病的不同认识，更使得研究出现混乱的局面，现结合文献归纳如下：

1. 病名不统一，诊断不明确

在所查到的文献中可以发现，有关中风言语障碍的病名，中西医混杂，如中风暴喑、瘖痱、中风不语、言语不利、中风失语等。最多见的仍是西医病名中风失语。但在绝大多数以中风失语为研究对象的文章中，具体观察的诊断指标则多为构音发音障碍的症状，这就将失语症和构音障碍两类不同的言语疾病混淆起来了。在有关针刺治疗中风失语的文章中，有明确失语症诊断者仅有 5 篇，约占 16%。还有一个问题是将"言语"和"语言"的概念相混淆，言语仅指借助于口头表达的听觉语言，语言则不仅包括口头语言，也包括书面语言、身体语言等。在现有的临床报道中，针灸治疗所观察的范围还仅限于言语的范畴，并未见对失写、失读等语言症状进行观察。但报道中则常以语言障碍来描述，显然是不准确的。对中风言语障碍的中医病名进行统一，也是当务之急。

2. 疗效标准不一

国内在言语障碍的研究方面，构音发音障碍至今还没有统一的疗效标准。即使构音障碍的检查法还处于探索阶段，对失语症的检查及疗效判定，国内已有较成熟的方法。但目前的文章中对针刺治疗效果判定，多自拟标准或照搬国外标准。采用标准的失语检查法，不仅可以客观地判定疗效，而且可以明确诊断，鉴别失语症和构音障碍，并进一步划分失语症的类型。疗效标准不一，诊断不明确，是报道中治愈率过高的原因之一。事实上，言语障碍尤其是较重度的失语症，是诸多中风后遗症中较难恢复的疑难症，加上患者多为老年人，完全恢复实非易事。

3. 针灸的治疗规律尚待深入探讨

从报道的治疗方法来看，有的重视舌局部的穴位，有的则强调头部取穴，有的重视颈项部取穴，有的强调四肢远端穴位，但对何处穴位对言语障碍的何种功能有特异性则缺乏认识。原因在于没有具体鉴别言语障碍的类型，并分别予以观察。构音障碍与失语症无论中医、西医都有其不同的病理机制，如病变部位、经络或神经支配等。如张战军就发现以刺舌体为主的治疗对构音障碍的疗效较显著，并阐述构音的恢复顺序是先唇音、齿音，然后腭音。同时也发现无效病例多为感觉性失语。这就提醒我们，应分别对待不同类型的言语障碍。笔者临床体会，构音障碍以舌部及颈项部的穴位疗效较好，而失语症则以头部、舌局部及心经的穴位配合治疗疗效较好，单独使用某个部位的穴位对失语症往往疗效欠佳。

4.治疗方法单调

语言是通过学习而获得的高级神经心理功能，中风言语障碍亦为后天获得性的障碍。对此病除了及时恰当的治疗外，仍需鼓励患者采用言语康复训练，但目前尚未见注意到此途径重要性的报道。笔者在临床研究中发现，凡是主动配合言语训练者，疗效多显著。同时，也体会到在针刺治疗的同时马上要求患者数数或说话，往往可起到意想不到的效果。中风言语障碍这一课题的攻克是一个系统工程，不仅要努力发掘新的针灸治疗方法，同时仍需开阔视野，积极接受新知识，尤其是现代康复医学、神经语言学领域的新知识、新方法。

5.疗效受许多相关因素影响

中风言语障碍的针刺治疗，除了因不同的疗法而疗效不同外，尚与病灶大小、病变种类、治疗时机、疗程、年龄等因素有关。无论是出血还是梗死，病灶越小，疗效越好；病灶越大，疗效越差，疗效与病灶的大小成反比。头针治疗对血肿量小于40mL，梗死面积最大直径小于3cm者效果较为满意。但对巨大型血肿，出血量超过50mL者疗效欠佳，甚至无效。研究表明，失语症的恢复，与疾病的性质，即脑出血和脑梗死无明显相关性。而运动性失语的疗效优于感觉性失语和混合性失语。关于针刺治疗的时机，有研究表明，采用针刺颈交感神经法，在神志清楚后（脑溢血出血停止后）便可开始治疗。头针治疗失语的研究中得出了类似的结论。认为倘若等待脑水肿和血肿吸收后再进行针刺治疗，有可能使言语中枢功能低下的细胞丧失活力，神经功能代偿受到限制，从而丧失了头针的最佳治疗时机。但在针刺"语门"穴治疗中风后失语的疗效观察中，发现针刺对病程在3个月至3年的病例仍有显著的疗效。同时，也有人发现患者年龄与疗效有显著的相关性，年龄越大，疗效越差。关于文化程度与语言恢复的关系，在所见到的报道中尚未见论及。

（四）针刺治疗脑卒中后失语症的证候分型及常用治疗穴对

脑卒中后失语症的针刺治疗总以辨病治疗为主，辅以辨证治疗。脑卒中后失语症多为中风病的主要症状之一，其中医证候可参照中风病的相关研究，中医辨证大致可分为风阳上扰、痰瘀阻络、痰热腑实、肝肾阴虚、气虚血瘀等证型。治疗时，选穴上重视舌体局部、头部、颈项部及与心经有关的穴位。在此基础上辅以辨证配穴，风阳上扰者，可泻风池、大椎；痰瘀阻络者，可泻丰隆、三阴交；痰热腑实者，可泻曲池、天枢、上巨虚；气虚血瘀者，可补足三里、太白、中脘，泻三阴交；阴虚风动者，可针刺太冲透涌泉，补太溪、列缺。

临床上，针刺治疗脑卒中后失语症的常用穴对有以下几组。

1. 舌体三针

定位：位于舌体，两穴在舌体两侧近舌根部，一穴在金津、玉液两穴连线的中点。

刺法：针刺时，取消毒纱布 1 块，拽住患者舌体，用 3 寸毫针分别从舌体两侧近舌根部向对侧透刺两针，再从金津、玉液两穴连线中点向舌根方向深刺 1 针。针刺行强刺激，当患者喊"啊"时出针。

舌为心之苗，是重要的构音器官。直接针刺舌体，可达开窍启语矫音之功，多为针刺治疗之首选。

2. 廉泉、旁廉泉

定位：廉泉，在颈部，当前正中线上，喉结上方，舌骨上缘凹陷处；旁廉泉为廉泉旁开 0.8 ～ 1 寸。

刺法：仰头取穴，针尖向舌根部深刺 1 ～ 1.2 寸。

廉泉及旁廉泉居于咽喉要道，邻近舌根，为治疗语言不利的重要腧穴。针刺此穴可以刺激舌根与咽喉部神经，达到疏利舌本、开窍利音的目的。多在患者伸舌困难，上述舌体三针无法操作时选用。

3. 金津、玉液

定位：在口腔内，当舌系带两侧静脉上，左为金津，右为玉液。

刺法：点刺放血。

脑卒中后失语症患者常见舌下经脉瘀滞，提示局部气血郁结，经络阻滞。金津、玉液点刺放血，可疏通舌部经络气机，使瘀去新生，改善舌强的症状，恢复舌体灵活度。

4. 言语 1 区、言语 2 区、言语 3 区

定位：此三区为焦氏头皮针的语言刺激区。言语 1 区位于运动区（相当于大脑皮质中央前回在头皮上的投影）下 2/5，相当于国际标准头皮针中顶颞前斜线的下 2/5 区，主治运动性失语。言语 2 区相当于顶叶的角回部，从顶骨结节后下方 2cm 处引一平行于前后正中线的直线，向下取 3cm 长直线，主治命名性失语。言语 3 区位于从晕听区中点向后引 4cm 长的水平线，主治感觉性失语。

刺法：沿头皮平刺 1 ～ 1.5 寸，行快速捻转手法，约 200 次 / 分。

上述区域为大脑皮层语言中枢在头皮的投射区，根据失语的类型选择相应的语言区予以针刺，可促进病变部位侧支循环的建立和皮质缺血缺氧状态的改善，重建语言活动的神经通路，使患者言语功能得以恢复。

5. 风池、风府、哑门

定位：哑门在项部，当后发际正中直上 0.5 寸，第一颈椎下；风府，当后发际正中直上 1 寸，枕外隆凸之下，两侧斜方肌之间凹陷中；风池在项部，枕骨之下，胸锁乳突肌与斜方肌上端之间的凹陷处，与风府相平。

刺法：针尖向舌根部斜刺 0.8 ～ 1.5 寸。

风池、风府、哑门对许多重症有奇特疗效。三穴位于脑后空窍处，与脑直接相连。针刺此三穴具有醒脑开窍、活血通经、利语言、利关节等重要作用。

6. 本神、四神聪、神庭

定位：本神在头部，当发际上 0.5 寸，神庭旁开 3 寸，神庭与头维连线的内 2/3 与外 1/3 的交点处；四神聪在头颈部，当百会前后左右各 1 寸，共 4 穴；神庭在头部，当前发际正中直上 0.5 寸。

刺法：斜刺 1.0 ～ 1.5 寸。

此穴对又名"头三神"，是杨甲三教授治疗中风及精神、神志疾病的经验穴。言语的准确表达与神关系密切，脑为元神之府，此三穴又均以"神"命名，故可通过调神而治疗脑卒中后失语症。

7. 内关、通里、涌泉、照海

定位：内关位于腕横纹上 2 寸，掌长肌腱与桡侧腕屈肌腱之间；通里位于腕横纹上 1 寸，尺侧腕屈肌腱的桡侧；照海位于内踝下缘凹陷中；涌泉位于足底（去趾）前 1/3 处，足趾跖屈时呈凹陷处。

刺法：直刺 0.5 ～ 1 寸。

心主神而开窍于舌，手少阴之别系舌本。肾藏精，足少阴之经系舌。针刺心肾两经的穴位可以条达心气，补益精髓，对语言的恢复具有重要作用。

8. 心俞、神道

定位：心俞位于第五胸椎棘突下，旁开 1.5 寸；神道位于第五胸椎棘突下凹陷中。

刺法：直刺 0.5 ～ 0.8 寸。

心俞、神道为心的背部相关穴，研究表明，心相关穴位具有安神、镇惊、提高记忆力的作用。中风失语患者常在背部心区出现压痛反应，提示该区穴位对于疾病治疗的作用。

第三章

经络诊察

经络诊察法属于针灸推拿学科中特有的物理诊断方法，早在《黄帝内经》中就有关于经络诊察方法的描述，譬如《灵枢·刺节真邪》记载："用针者，必先察其经络之实虚，切而循之，按而弹之，视其应动者，乃后取之而下之。"《灵枢·根结》指出："必审五脏变化之病，五脉之应，经络之实虚，皮肤之柔粗，而后取之也。"强调了治疗之前需先通过审视、切脉、循推等方法以了解经络虚实寒热等变化的重要性。经络诊察方法实际上包括两个方面的内容，一方面是"看得见"和"摸得着"的显性经络现象，如通过望诊、触诊以诊察皮肤温度、皮下结节、肌肉凹陷等；另一方面是"看不见"和"摸不着"的隐性经络现象，可借助相关经络电测定法测定穴位或皮肤电的变化。本章将详细阐述经络诊察的基本方法及人体各个部位的诊察要点和临床意义。

一、经络诊察的基本方法与内容

（一）望诊

望诊，是指针灸医生在治疗前对患者的头面部、胸腹部、腰背部、四肢等部位进行查视，观察经络所属范围内有无结构、形状及色泽改变，以及血管是否扩张瘀血、皮肤是否粗糙等，从而达到初步判断病情的目的，正如《灵枢·本脏》所言："视其外应，以知其内脏，则知所病矣。"《灵枢·邪气脏腑病形》曰："见其色，知其病，命曰明。"强调了可根据疾病的外在表现，进而判断脏腑气血的盛衰和病性的虚实，诚如宋代医家窦材在《扁鹊心书》中所言，"昔人望而知病者，不过熟其经络故也"。

1. 查视皮肤

"司外揣内"见于《灵枢·外揣》，云："故远者司外揣内，近者司内揣外，是谓阴阳之极，天地之盖。"后世医家朱丹溪在此基础上将"司外揣内"

的思想更加形象化，言"欲知其内者，当观乎外；诊于外者，斯以知其内。盖有诸内者形诸外"。他认为"内"指的是机体内在的病理变化，"外"指的是机体所表现出来的外在征象，包括症状、体征等。"司外揣内"是通过诊察表现于外的各种征象，作为判断体内病变的依据。皮肤作为机体抵御外邪的第一道防线，防线的坚固与否影响着脏腑的生理病理状态，如《素问·皮部论》记载："皮者脉之部也，邪客于皮则腠理开，开则邪入客于络脉，络脉满则注于经脉，经脉满则入舍于腑脏也，故皮者有分部，不与而生大病也。"同样，当患者脏腑出现相关病变时，可通过经络传导反应于体表皮肤，出现色泽、结构等变化。据《素问·刺热》记载："肝热病者，左颊先赤；心热病者，颜先赤；脾热病者，鼻先赤；肺热病者，右颊先赤；肾热病者，颐先赤。"《灵枢·五阅五使》提到："肝病者，眦青；脾病者，唇黄；心病者，舌卷短，颧赤；肾病者，颧与颜黑。"均说明了可通过查视患者体表肌肤及黏膜色泽的变化，判断是何脏腑出现病变，同时了解病情的寒热虚实和轻重缓急。

在针灸临床实际操作过程中，望诊主要是查视患者皮肤是否存在色泽变化，是否存在如斑点、斑块、丘疹、脱屑等结构改变。肝病及肝郁患者常见颧骨部位皮肤出现褐色斑点、斑块；胸闷失眠患者其后背常见散在小丘疹，且皮肤色泽较腰部皮肤暗沉；腰部疾病如腰椎间盘突出的患者常见腰骶部周围出现褐色斑块并伴有少量细小毛发生成；血虚或血瘀患者其耳轮部皮肤常见脱屑、蛇皮状裂痕等干燥现象。

2. 查视浮络

一般认为浮络是从经脉分出，走行于体表浅层的支脉，《灵枢·经脉》云："经脉十二者，伏行分肉之间，深而不见……诸脉之浮而常见者，皆络脉也。"经络诊察主要以查视浮于体表浅层的血络为主，因其位处体表，便于观察，可直观反映机体内部气血运行状态。望浮络是诊察人体浅表部位所表现的阳性特征，医者通过裸眼或借助放大镜查视患者体表浮络，将浮络的颜色明暗、长短粗细作为病性及病位的诊断依据，如《灵枢·经脉》中记载："凡诊络脉，脉色青则寒且痛，赤则有热。胃中寒，手鱼之络多青矣；胃中有热，鱼际络赤。"皆是通过观察浅表血络颜色以判断病性。

例如，当患者脏腑或相关经脉出现病理变化后，多能在其所对应的体表经络循行附近诊察到异常浮络的存在，这些浮络多为形状不规则且呈节段状，与周围正常的暗青色静脉比较，浮络所呈现出的颜色多暗沉，呈暗紫色或暗红色。异常浮络多存在身体凹陷的地方，如肘窝、腘窝、太阳穴区、肋间等，《灵枢·邪客》记载："肺心有邪，其气留于两肘；肝有邪，其气流于两腋；脾有邪，其气留于两髀；肾有邪，其气留干两腘。"例如偏头痛患者的太阳穴区皮肤组织呈轻微凸起，浅层伴有微小静脉曲张；肝气郁结患者的双侧第六肋间（期门穴附近）有明显散在的细小血络；肺热、热扰心神失眠等心肺疾病患者的后背皮肤出现范围广且散在节段性的浮络；腰痛患者可在其患侧腰部观察到下肢腘窝出现暗紫色的瘀络，严重时，腰骶部同时出现瘀络现象。在临床操作过程中，若是发现以上相应的异常浮络，首先即应点刺异常浮络，并通过拔罐放出瘀血，目的在于消散局部郁滞的经气，促进全身气血通畅，改善症状，该方法多能取到事半功倍的效果。

（二）触诊

1. 切脉法

《灵枢·九针十二原》极为重视针刺前脉象的诊察，强调"凡将用针者，必先诊脉"。脉诊是指医者将手指指腹轻触或重压于患者经脉循行的特定部位，以感知经脉搏动情况，了解经脉气血的虚实状态，以此作为判断经络异常与否的依据。

在上部，多选取足阳明胃经与足少阳胆经、阳维脉的交会穴头维进行诊脉，该穴所对应解剖位置为颞浅动脉额支，诊察此处脉动"以候知头气"，若脉象表现为亢进、弦紧，则为实证，诚如《素问·生气通天论》云："阳气者，大怒则气绝，而血菀于上，使人薄厥。"若脉象表现为细小绵软无力，则为虚证，常见于眩晕等气血亏虚的患者。诊察耳门处的脉动"以候知面气"，其所对应解剖位置为耳前动脉，《会元针灸学》中提到"耳门者，肾气朝耳之所入，三焦之原气和于胆之所出"。若耳前脉动表现为弦紧有力，见于耳鸣等少阳经火亢进的患者，若耳前脉动细小沉弱，说明少阳经气血亏虚。诊察大迎穴处脉动"以候知齿气"，该处所对应解剖位置为面动脉，胃经的气血经此上输以濡养头部，所以可候大迎脉了解头部气血供应情况。

在中部，常通过诊察人迎寸口脉以候知机体的功能状态，《灵枢·四时气》曰："气口候阴，人迎候阳也。"《灵枢·终始》曰："终始者，经脉为纪。持其脉口人迎，以知阴阳有余不足，平与不平，天道毕矣。"阐明了以诊察人迎脉候知一身之阳气的功能状态，寸口脉诊察一身之阴气的功能状态。切诊人迎、寸口脉还可作为区别内伤还是外感的常用方法，例如《灵枢·禁服》提到"寸口主中，人迎主外""人迎盛坚者，伤于寒；气口盛坚者，伤于食"。《灵枢·五色》言："人迎气大紧以浮者……在外……其脉口滑以沉者……在内。"表明候人迎脉可知由寒邪所致或病位在外的疾病，寸口脉反映由饮食所伤或病位在内的疾病。《灵枢·禁服》曰："人迎大一倍于寸口，病在足少阳；一倍而躁，在手少阳。人迎二倍，病在足太阳；二倍而躁，病在手太阳。人迎三倍，病在足阳明；三倍而躁，病在手阳明。"指出通过对比寸口和人迎强弱大小作为判断病变部位的方法。另外，诊察冲门处动脉（对应解剖位置为髂外动脉搏动处的外侧）以了解脾经气血充盈情况，同时用以候知妇科相关疾病。

当寸口脉绝的时候，多以诊察下部的足脉为主，多见于以下两种情况：一是患者处于伤寒重症，汗、吐、下过重，阴液伤，阳气脱，即《脉诀汇辨》中说的"伤寒危迫，手脉难明，须察足脉"的情况。二为实邪凝聚，经脉闭塞不通，如"伤寒九日后，跌阳脉大而有力，寸口脉却几近于无，并伴有腹痛拒按的情况，故为实热内郁证"。足脉多取跌阳脉，即足阳明胃经冲阳穴所在部位，在足背最高处，对应解剖位置为足背动脉搏动处。切诊跌阳脉以候知胃气，《灵枢·邪气脏腑病形》云："两跗之上脉坚若陷者，足阳明病，此胃脉也。"《金匮要略·水气病脉证治》曰："跌阳脉伏，水谷不化，脾气衰则鹜溏，胃气衰则身肿。"显然诊察跌阳脉对诊断脾胃病有十分重要的指导价值。除了跌阳脉，可结合诊察太溪处动脉，即对应胫后动脉以候肾气。若太溪脉盛，则说明肾气足，若太溪脉细无力，说明患者肾气亏虚，体质虚弱，病情较重难愈。临床多见跌阳、太溪脉强而有力然寸口脉弱者，提示冲脉有所阻隔或病入络脉，脉道滞涩不通，现在多见于闭塞性动脉硬化、血栓闭塞性脉管炎等疾病。

2. 触法

（1）扪抚法：早在《素问·举痛论》就有关于扪抚法的记载，曰："视其主病之脉，坚而血及陷下者，皆可扪而得也。"是指医者用手掌的大小鱼际轻触患者肌肤，以感知患者肌肤温度、湿度，接以用手指指腹抚触皮肤上疖、疹等结构改变，了解疖、疹的温度、湿度及软硬度等。

扪抚法诊察部位较为广泛，上部主要以诊察头顶部、面部、项部和背部为主。扪抚头顶部以候知温度变化为主，譬如《临证指南医案》云："头为诸阳之会，与厥阴肝脉会于巅，诸阴寒邪不能上逆，若阳气窒塞，浊邪得以上居，厥阴风火乃能逆上作痛。"说明清阳不升则诸邪易乘虚上犯头目，扰动清窍。对于此类患者，针四神聪与百会以泄头部郁热。再者，《脾胃论》指出："夫饮食不节则胃病，胃病则气短，精神少而生大热，有时而显火上行，独燎其面。"《黄帝针经》记载："面热者足阳明病。胃既病，则脾无所禀受。脾为死阴，不主时也。故亦从而病焉。"均强调了面部与阳明经脉的关系，所以扪抚面部皮肤温度可作为判断阳明经气血虚实状态的方法。项部与背部是督脉与膀胱经所过的主要部位，若经医者扪抚诊察得项部与背部皮肤冰凉且患者自觉风池与风府处有进风样感，多提示患者因自身卫气不足，导致卫外不固，感受风寒外邪，临床多采用灸法以温经散寒祛邪；若患者背部皮肤温度较高，多提示心肺有郁热。

中部以诊察尺肤、腹部及腰骶部的皮肤温度、湿度为主。《灵枢·论疾诊尺》曰："尺肤滑，其淖泽者，风也……尺肤涩者，风痹也。尺肤粗如枯鱼之鳞者，水泆饮也。尺肤热甚，脉盛躁者，病温也……尺肤寒，其脉小者，泄、少气。尺肤炬然，先热后寒者，寒热也。尺肤先寒，久持之而热者，亦寒热也。"认为尺部皮肤对风、寒、火、热、痰、湿等外邪有着更为敏感的反应。当风水侵袭时尺肤表现出滑润之感，风邪痹阻时尺肤表现为艰涩，溢饮为患时尺肤则表现为粗糙如鱼鳞状，若尺肤热甚久按之觉寒、寒甚久按之觉热，都是寒热错杂之因。此外，《素问·通评虚实论》还记载了通过综合参考寸口与尺脉皮肤寒热以辨明虚实的方法，言："络气不足，经气有余者，脉门热而尺寒也……经虚络满者，尺热满，脉口寒涩也。"其次，扪抚患者胃脘部，若为寒凉，多提示寒邪犯胃，患者表现为喜温拒按；扪抚患者脐周部，若为冰凉，多提示阳气亏虚，素体虚弱，结合诊察脐部的形状等判断先天充足与否；扪抚患者下腹部及腰骶部，医者掌下自觉有股凉气上冒，且患者自觉平素腰背腹部发凉，女性多见痛经及宫寒不孕等下焦虚寒症状，男性多见早泄、阳痿等肾阳亏虚症状。

下部多以诊察足部温度、湿度为主，《灵枢·终始》中提到"阳受气于四末，阴受气于五脏"，故将手部、足部的温度、湿度作为判断患者寒热虚实状态的依据。若医者采用扪抚法获知患者四末发凉，提示阳气不能布达四末而致手足厥冷，《伤寒论·辨厥阴病脉证并治》认为："凡厥者，阴阳气不相顺接，便为厥。厥者，手足逆冷者是也。"其病机关键在于不荣和（或）不通，分为阳气不足、阳气不通、阳气不足兼阳气不通三类。手脚冰凉的患者，说明其四肢末梢循环较差，尤其是对于年龄大的患者来讲，诊察其手足温度，可以了解其身体素质及心脏功能的强弱。若医者诊察得患者四末温度较高或患者自觉发热，多提示患者存在脾虚湿蕴或阳明有热或虚阳浮越之证。若患者四末汗出连绵不断，提示为阳明热盛证或阳明中寒证，二者皆可使手足漐然汗出。

扪抚法的操作注意事项要求医者手掌温度必须适中，避免因手掌冰凉而降低患者对医者的信任度，产生不良印象而影响诊察操作。还要杜绝将手掌以滑动方式在皮肤上诊察等不规范手势。此外，要注意在诊察部位停留一定时间，以准确获取肌肤温度、湿度及软硬度变化的信息，尤其是在测知皮肤温度时，更要细心体会温度的变化。

（2）点按弹拨循推法：疾病因性质不同而其阳性反应也不同，一般经脉所及部位出现的阳性反应物多提示该经脉或与该经脉相关脏腑存在病变。早在《黄帝内经》时期就已有异常阳性反应物的记载，如《素问·刺腰痛》载"循之累累然"及"痛如小锤居其中"。《素问·骨空论》载"坚痛如筋者"。《灵枢·背腧》认为经络诊察中的触按诊方法极为重要，言："欲得而验之，按其处，应在中而痛解，乃其俞也。"强调医者在针灸之前务必先诊察经络以了解经络异常现象或反应。点按法是经络诊察最常用的方法之一，根据不同部位选用拇指或食指、中指指腹、指甲点按穴位经络或局部深层肌肉肌腱等组织，查找经络穴位异常反应，了解经络虚实寒热状态。弹拨法是指医者在点按诊察出相关异常反应的基础上，进一步弹拨肌腱或肌腹，了解肌肉、肌腱、韧带等是否存在结节或压痛点等现象。通过点按、弹拨辨别何经络存在异常，并沿该异常经络循行路线进行循推，具体操作要求医者采用循、推、捋三种方式相结合，并在循推过程中保持一定压力循经诊察，辨别肌肉、肌腱等组织是否存在粘连、分离、滞涩等异常变化，同时在循推过程中注意观察患者的敏感度。对于长期伏案工作的颈椎病患者，其颈肩部肌肉多表现为僵硬、板结，点按双侧风池穴多有压痛感且存在条索或结节；耳鸣耳聋患者，在其耳前诊察反应点，常在下关穴和颊车穴诊察出压痛点，以此连成直线，在连线前方或后方查找第三个压痛点（压痛点多为凹陷样），值得注意的是，健侧耳前无压痛点，而患侧耳前则有相应压痛点；失眠、抑郁症、胸闷、乳腺增生等胸部疾病患者，其神道穴和以神道穴（T_5）为中心点的上下左右 4 穴（左右两侧夹脊穴、T_4 棘突下穴位、T_6 棘突下灵台穴）进行点按诊察时，患者多有压痛反应，且其背部肌肉多为紧绷状态。另外，抑郁症等肝气郁结患者，其左侧期门穴多有刺痛感，而作为肝脏主要解剖位置的右肋区，其右侧期门穴却无压痛。

（3）动态触诊：在临床操作过程中，患者自诉处于某一体位或活动某肢体、关节时，常伴有疼痛、活动受限等异常反应。医者点按住反应点，同时嘱患者缓慢反复做引起异常反应的动作或体位，并进一步弹拨循推，以判断是何经络存在经气阻滞等异常病理状态。

3. 经络触诊阳性反应物的意义

经脉、络脉、经筋、皮部、经穴等部位的压痛等异常反应称为阳性反应。在触诊过程中能触及结节、条索等，统称阳性反应物。常见有以下几种：

（1）圆形结节：形态圆滑如球形，大小、软硬不等，在皮下组织移动性不大，用滑动法和按揉法即可触及。如头痛或偏头痛在风池穴或天柱穴两侧或一侧常可摸到圆形结节。

（2）扁平结节：表面平滑似圆饼，质软不移动，位于皮内，较表浅，用力要稍轻，仔细体会才能摸到。如神经衰弱、遗精患者在志室或肾俞附近两侧或一侧常可摸到扁平结节。

（3）麦粒形结节：两头小、中间大，形如麦粒，表面平滑，质稍硬，位于皮下，常有移动性，用按揉法可以摸到。多提示急性或炎症病变，如肺炎患者，常在肺俞穴或魄户穴摸到梭形结节。

（4）椭圆形结节：形态卵圆，表面光滑，质软硬不等，位于皮下，常可移动，用滑动法可摸到。如腰痛、耳鸣患者在肾俞一侧或双侧常可摸到椭圆形结节。

（5）条索：长条形，粗细长短不等，粗者可似筷子，细者如线，长可达一至数厘米，质较硬，可移动，富有弹性，在皮下组织，用移压法可以触到。多见于慢性疾病，如慢性咽炎患者可在手掌鱼际穴附近摸到细条索或者麦粒状结节，另外还有不规则形态的结节。

不同形态的反应物代表了不同的病证。一般认为扁平结节或细条索多表示慢性病，梭状结节或粗条索表示急性病。同一部位出现不同的反应物，一般代表不同的疾病，如肺俞附近出现梭状结节多见于急性肺炎，出现条索多见于慢性支气管炎，出现扁平结节或椭圆形结节多见于肺结核患者。

一般说来，循经触摸，体表见热、肿、弹性强、压痛显著、皮下硬结等，可知为经气实；体表温度低下、凹陷、无弹性、酸麻不痛等，可知为经气虚。压痛强烈，多属实证；压有快感，多属虚证。

（三）经络诊察法及常用工具

1. 观察法

常用工具：放大镜、手电筒等。

主要用于诊察不易辨认出的细小浮络，以及皮肤上的小丘疹等。

2. 度量法

常用工具：直尺、软尺、卡尺、吊锤等。

（1）直尺、软尺：主要用于测量对比四肢、躯干的长短及周径。

（2）卡尺：主要用于测量对比四肢的直径。

（3）吊锤：主要用于测量脊柱是否侧弯偏斜。

3. 经络电测定法

常用工具：穴位压力仪等。

主要用于观察在相同压力条件下，对比穴位压痛反应。

4. 记录法

常用工具：标记笔、照相机等。

（四）经络诊察的基本功训练法

1. 培训手法操作规范协调性

（1）规范性：诊察前做好手部清洁和消毒工作，切忌刚完成上一位患者的诊察，未经手部清洁、消毒，继续诊察下一位患者。此外，诊察前应注意保持自身双手处于温度适中的状态。

（2）协调舒适：诊察以易于暴露的四肢为主，若是比较隐蔽的部位，需提前与患者说明情况，征求患者意见，并在整个诊察过程中，保持严肃自然，做好患者隐私保护。

2. 指腹敏感度训练

指腹敏感度多在于平时自我训练，主要是以诊察自身肌肉、肌腱、关节的形状、大小等，具体有以下 5 种方法：①触摸推按指趾节、掌跖骨法。②触压膝关节法。③点按踝关节周围法。④触压头颅法。⑤弹拨胁肋法。

3. 指力训练

诊察过程中，多数是凭借医者手指指腹按压诊察，所以要求医者对自己指力有准确的把控度，可通过以下两种方法来训练指下压力、渗透力和持久力：①点按脚掌法。②点按腰骶法。

4. 整体直觉反应能力

对于这部分的训练，侧重于长期的观察积累，在日常工作生活中，留心观察身边不同体质的人的特征等，提高望诊辨识的能力。

二、人体各部经络诊察及临床意义

（一）头面部及颈项部

1. 头颅部（毛发区）

（1）主要诊察部位：①头皮动脉。采用脉诊法以候知头皮动脉的搏动情况，主要诊察部位如颞浅动脉额支、颞浅动脉顶支及枕动脉。②头皮厚度及皮下组织。医者采用食指、中指和无名指指腹进行点按、循推头皮，了解头皮及皮下组织的厚度、弹性和活动度等。③头顶部温度。医者将手掌的大鱼际或小鱼际扪抚患者头皮部，停留一定时间，细心感受患者头皮温度变化。

（2）诊察内容及临床意义：①头皮动脉。头皮处动脉一般不容易触及，体型偏瘦及病情危急的患者多见。主要诊察了解动脉形状大小、搏动力度、搏动频率，获知头部气血供应情况，判断疾病轻重缓急。医者将右手四指（除拇指外）并齐，借以指腹诊察颞额部的颞浅动脉顶支（在率谷穴处）、颞浅动脉额支（在曲鬓、悬厘、悬颅、颔厌处），若脉象表现为弦紧、搏动频率快，则为实证，多提示患者少阳经火旺盛或肝阳上亢，常伴有口苦、口干及情绪急躁，或有高血压病史；若脉象表现为细小、搏动力度小且搏动频率慢，则为虚证，多提示患者气血亏虚，常伴有气短、眼干等症状。根据经络诊察左右对称原则，在诊察肝阳上亢引起的偏头痛患者时，要结合对比健侧和患侧头部的颞浅动脉顶支和颞浅动脉额支脉象。②头皮厚度及皮下组织。正常头皮的真皮厚度一般在 1 ~ 3mm，皮肤衰老会导致真皮厚度变薄，同样，头皮衰老也有类似表现。一般来讲，青壮年头皮相对较厚，老年人相对瘦薄，这是衰老的正常表现。若老年人头皮较厚，说明血液循环差，多提示存在血脂异常等现象，有动脉粥样硬化及高血压病变的隐患。③头部温度。中医认为，头为诸阳之会，为手三阳经、足三阳经交会之所，火热之邪易循经上攻于头部，唐代医药学家孙思邈曾指出：即使冬天严寒，卧室气温低，头边亦不可放火炉，否则易引起头痛、头晕等多种病证。这就提示要让头部相对保持低温。医者将整个手掌或大小鱼际扣抚患者头顶部，停留片刻，了解头部温度变化。若诊察头顶部获知有股热气上冒，且伴有脉弦紧有力、苔厚、口苦口干等表现，多提示肝火旺盛，故常针四神聪、百会、风池等穴以泻郁闭之火，佐以针太冲引火下行。

2. 面部

（1）主要诊察部位：①头角、眉上区、印堂穴、太阳穴区、人中沟。医者采用食指和中指指腹点按患者头角处、印堂穴、太阳穴，力度由轻到重，探查附近压痛点。至于太阳穴区，还应诊察其皮下组织的厚度和弹性，观察是否有凸起、结节及静脉曲张等异常表现。此外，可通过观察眉上区静脉回流情况及人中沟的长度、宽度、深度、偏斜、纹痕、隆凸、凹陷等方面变化，以判断患者的体质情况。②耳前三角（下关、颊车及两穴连线之间找反应点）。面部颧骨分内外侧，内侧为足阳明经脉循行经过部位，外侧为手、足少阳经脉循行经过部位，两部位多与鼻、耳、下颌的疾病相关。耳前三角是指下关、颊车及在两点连线前后所查找出的第三个反应点，此三个反应点是治疗耳鸣耳聋的基本组方。

（2）诊察内容及临床意义：①头角处压痛。头部如枕骨粗隆和头角是肌腱附着点，极易出现压痛。临床常见紧张性头痛及阳明经头痛多在头角处出现压痛反应。②眉上区有无静脉曲张。正常情况下，眉上区静脉隐约可见。若眉上区静脉曲张明显，多提示患者血液循环回流功能弱，反映出其体质较差。③印堂穴。阙部，出自《灵枢·五色》，"阙者，眉间也"。指明了阙部乃两眉之间的部位。《黄帝内经灵枢注证发微》言："五色虽决于明堂，而凡诸部博大者，寿必高而病易已也……诸部狭小者必殆也。"认为阙部博大者体质强壮而长寿，即使有病也容易康复，而阙部狭小者则体弱，患病则预后不良。明代李梴的《医学入门》对此有更为详细的论述，"印堂属心，红色热痰，青黑惊痰，黄青风痰"。将"印堂属心"应用于小儿痰证辨治，指出印堂所显现的不同颜色对应不同类型的痰，然病位皆在心，可从心论治。热扰心神的失眠患者其印堂部皮肤较为紧实，以针刺至骨膜甚至骨面上为宜，并利用针尖敲磨骨面，针后皮肤紧实感顿然消失，失眠症状也可得以明显改善。④太阳穴是否饱满且有压痛。太阳穴经诊察发现皮肤组织呈凸起状或存在异常静脉，多提示瘀血、痰湿等经络瘀滞现象，偏头痛、高血压及肝阳上亢患者多见。用注射器对太阳穴区的异常静脉抽血，抽取 10mL 左右为宜，患者可立即感到头部疼痛显著缓解。但该法对于技术操作要求较高，未经医生指导切忌独自操作。或者在太阳穴区用采血针点刺放血，患者亦能感觉头部疼痛显著缓解，且头部沉重感消失。⑤耳前区压痛。肾开窍于耳，但并非各种耳聋、耳鸣皆属于肾。如《证治准绳》言："头痛耳鸣，九窍不利，肠胃之所生也。"可见耳鸣的产生是由于肠胃等三阳经气不利所致。关于足阳明之脉与筋的循行路线，《灵枢·经脉》记载："胃足阳明之脉，起于鼻，交頞中……循颊车，上耳前，过客主人，循发际。"《灵枢·经筋》曰："足阳明之筋，起于中三指，结于跗上……上合于太阳，太阳为目上网，阳明为目下网；其支者，从颊结于耳前。"指出了足阳明经脉与耳部具有密切的联系。此外，手少阳三焦经又称为"耳脉"，因此，治疗耳鸣耳聋的患者，除了在近端如耳前三角诊察外，还需结合远端穴位如手少阳三焦经上的外关、阳池等处查找反应点。当今，突发性耳鸣耳聋多见于长期伏案工作的年轻人，由于始终保持一个头部姿势，极易导致气血不通畅而影响胃经气血濡养耳部。临床治疗耳聋耳鸣患者多在下关和颊车附近点按查找压痛点，并将诊察到的两点连线，在直线前后1厘米左右查找第三个反应点（多为压痛），针刺耳前三角化开局部郁滞的经气，另针风池缓解肌肉痉挛状态，使头部气血供应恢复正常，若伴有口苦口干等肝火旺盛症状，加以点刺耳尖放血泄出邪热。⑥人中沟形状。一般情况下，人中沟形态整齐端直，长度较自身中指长度短，宽度上下等宽，或似梯形上宽下窄，或形如"八"字上窄下宽，沟道深浅适中，沟缘清晰，人中沟无偏斜、弯曲，沟道内无纹痕、隆起或凹陷。《黄帝内经》提出"面王以下者，膀胱子处也"，认为人中与女性生殖系统、泌尿系统存在一定的关系。明代李中梓的《内经知要》曰："女子以水沟深长者，善产育。"认为人中沟深长的女子有较强的生育能力，指出了人中沟形态与女子产育的相关性。

当今，面部保养极受广大女性的重视，在此列举相关美容穴位以飨同道，这些穴位分别是阳白、太阳、头维、曲鬓、率谷、迎香、四白、颧髎、地仓（要穴）、颊车（要穴）、承浆。值得一提的是，对于消除皱纹，可在皱纹处的底部采用浅刺、平刺的操作方法。另外是关于地仓穴定位，实际上地仓穴是在口角处的口轮匝肌外缘，以刺至肌肉表面为度，引起肌肉轻微收缩为宜。该方法同样可用于针刺眼周的眼轮匝肌外缘，以使眼周肌肤紧致。

3. 颈部

（1）主要诊察部位：①颈部外观（粗细、长短等）。主要是望颈部外观，包括颈部粗细、长短、正斜等。②颈部动脉。该动脉位于喉结旁，为足阳明胃经所过之处，主要诊察脉搏力度、大小、频率等，候知胃经气血供养头部的情况。③胸锁乳突肌。作为支撑颈部的主要肌肉之一，常以颈部胸锁乳突肌为中心轴，在周边诊察压痛、结节等反应点。

（2）诊察内容及临床意义：①了解颈部长度、粗细、肌肉张力、活动度等。正常的颈部表现为长度、粗细适中，肌肉松紧有度，活动自如。据临床观察，多数颈椎病患者颈部细且短，肌肉僵硬，颈部活动受限。②了解颈动脉搏动情况。颈动脉即对应人迎脉，通过诊察人迎脉的搏动度、频率及大小等以候知胃气，同时了解气血上供头部的情况。正常情况下，人迎脉搏动有力，频率均匀，大小适中。病理状态时，人迎脉搏动力度弱，但稍用力按诊时仍觉有力，说明胃气有根，病情较浅。倘若稍用力按诊人迎脉即塌陷，轻按则搏动消失，多提示胃气已亡，病情严重。值得注意的是，按压人迎脉不宜过长，否则易对病情严重患者的心脏搏动节律产生不良影响。③颈部主要穴位压痛。"天牖五部"见于《灵枢·寒热病》，"颈侧之动脉人迎。人迎，足阳明也，在婴筋之前……阳迎头痛，胸满不得息，取之人迎……暴瘖内逆，肝肺相搏，血溢鼻口，取天府。此为天牖五部"。将人迎、扶突、天牖、天柱、天府这五个围绕颈项的腧穴统称为"天牖五部"，"天牖五部"居于气血上达头部的要道，可作为治疗气血逆犯头部的首选穴位，如中风失语症的治疗。另外，声音嘶哑等声带受损患者可在天牖五部诊察到压痛点。值得一提的是，根据上下相应的诊察原则，因腱鞘炎导致的左手拇指屈伸疼痛，可在天鼎穴诊察到压痛点。

4. 项部

（1）主要诊察部位：①项部颈椎。首先诊察颈椎曲度，其次诊察颈椎棘突和横突。注意在使用点按弹拨法时应力度适中，以患者能耐受为度。②斜方肌及深部肌肉。采用点按法在斜方肌及深部肌肉位置查寻压痛、结节、条索等异常表现。③风池穴。《针灸甲乙经》云："颈痛，项不得顾，目泣出，多眵，鼻鼽衄，目内眦赤痛……风池主之。"临床上风池穴位于枕骨粗隆的下方凹陷处。

（2）诊察内容及临床意义：①项部颈椎曲度变化等。主要诊察颈椎横突在水平方向上是否存在偏移，棘突间距在垂直方向上是否有异常增大或减小，颈椎是否出现反弓现象等。多数颈椎病患者的临床症状为颈部疼痛，甚则引起手麻、头晕、呕吐等，主要是因颈椎排列异常或颈椎反弓所致。②项部肌肉张力。颈椎病患者常见颈项部活动受限，诊察可见项部肌肉板硬，皮下滞涩，以针刺百劳穴治疗尤为关键，百劳穴位于项横纹尽头两端处。③项部皮肤温度、湿度。项部及背部为多数阳经所及部位，扪抚项部皮肤温度，若诊察发现项部皮肤冰凉且患者自觉风池、风府处有进风样感，说明其卫气不足，受风寒外邪侵扰，临床上多在风池、风府穴处艾灸以温经散寒祛邪。若项部皮肤潮湿，多提示患者有潮热症状。④风池穴。风池为治风要穴，同时还具有疏利颈部关节的作用，《针灸大成》记载该穴能治"颈项如拔，痛不可回顾"，对于颈椎病、头痛、头晕、失眠等项部疾病及神志疾病，点按、弹拨风池穴多能诊察到硬结节、条索等异常表现。此外，还应进一步诊察出结节、条索的位置深度，施治时需用押手按压住结节、条索，以便刺手准确刺入反应点。

（二）肩胛部及上肢部

1. 肩胛部

（1）主要诊察部位：让患者做肩部内收、外展、内旋、外旋等活动，以便了解肩关节活动度。

（2）诊察内容及临床意义：①肩关节活动等。肩周炎患者多见肩关节活动受限，因感受风寒湿邪或跌仆闪挫外伤，经络受损痹阻不通所致，属中医经筋病。《灵枢·经筋》提出"以痛为输"治疗经筋病的原则。肩周炎是肩关节附近软组织发生的一种慢性无菌性炎症，导致肩关节内外粘连、肩痛及关节活动障碍，尤其以患臂外展、前屈、外旋、后伸时受到明显限制为主要表现，其受累部位多在肩袖、肱二头肌肩部滑囊、肩韧带等处。诊察到压痛点后，根据压痛点的位置深浅调节电动火针上的精密螺纹以控制火针刺入皮肤肌肉组织后的最佳深度，并利用电动火针的激光定位对准压痛点，最后扣动扳机，在电磁回弹控制技术下，实现快速进出针，针至病所，起到消除局部炎症、疏通经络、松解肌肉粘连的作用。②肩部主要穴位压痛。对于肩背痛患者，首先点按、弹拨诊察患侧肩背部的天宗穴，并以天宗穴为中心点，多能在天宗穴附近诊察出两个压痛点，以此三点作为近端治疗的组穴，若疼痛程度严重，可加上3寸针从后往前透刺患侧肩贞穴。

《素问·阴阳应象大论》载："故善用针者，从阴引阳，从阳引阴，以右治左，以左治右，以我知彼，以表知里，以观过与不及之理，见微得过，用之不殆。"《素问·离合真邪论》曰："《经》言气之盛衰，左右倾移，以上调下，以左调右。"根据经络诊察左右相称及上下相应的原则，左侧肩关节陈旧性损伤的患者在其右侧腹股沟处可诊察到结节，常有压痛，以此作为施针治疗思路，每每收获良效。

2. 上肢部

（1）主要诊察部位：上肢部作为五输穴分布的主要部位，且该部位的穴位多数是作为治疗颈项、肩、腰部经脉痹阻不通的最佳远端配穴。以下的穴位可采用点按结合弹拨法进行诊察。

①手三阳经：合谷（阳明）、偏历（阳明）、后溪（太阳）、外关（少阳）。②手三阴经：列缺（太阴）、神门（少阴）、内关（厥阴）。③肘部：曲池。④上臂部：肘髎、臂臑。

（2）诊察内容及临床意义：在颈项、肩、腰部等近端诊察到反应点后，为了判断是哪几条经络产生的病变，可在远端上肢部点按弹拨查找反应点，以验证近端病变的经络。

具体如下：①若患者舌根部不适，如舌咽神经痛引起反射样疼痛，除了近端天鼎穴有压痛外，在远端如偏历、合谷、通里等穴多能诊察出反应点，根据《黄帝内经》中经络循行的记载，此三穴所在经脉均通过颈部上咽。②若患者出现肩部不适时，以肩关节活动受限为例，可在肘髎、臂臑诊察得硬结、脆络等异常表现，治疗取3寸针朝肩部方向平刺，令针感传至病所。③若患者出现因椎间盘突出引起的腰痛，针刺后溪后可察觉到针下滞涩感明显。

（三）背腰部

1. 背部

（1）主要诊察部位：①背部皮肤温度、湿度、颜色及丘疹等。患者处于俯卧位时，暴露背部，首先观察背部色泽与腰部异同，并查看背部是否有散在的丘疹或浮络，必要时借以放大镜查找。其次，扪抚背部皮肤，诊察皮肤温度、湿度。最后点按背部肌肉，了解肌肉松紧度等。②背部脊柱曲直度。患者处于俯卧位时，暴露背部后，将食指和中指指腹置于患者脊柱棘突两侧，从第一胸椎开始，施以向下的压力，自上而下循推、捋按，以皮肤泛红为宜，可看到脊柱两侧明显泛红的两条线，注意观察线条曲直度。③背部脊柱棘突间韧带。患者处于俯卧位时，暴露背部后，将食指和无名指指腹置于患者脊柱棘突两侧，将中指指腹置于脊柱中间，从第一胸椎开始，施以向下压力，自上而下点按，直至第十二胸椎，诊察脊柱棘突间韧带的张力、柔韧度，判断棘突间距大小，若诊察到棘突间韧带粘连等异常现象时，多提示所对应的投影内脏部位出现病变。

此项诊察应提前向患者说明情况，尤其是女性患者，征得患者同意之后，才可进行下一步诊察。另外，由于背部暴露面积大，要注意做好患者隐私保护。

（2）诊察内容及临床意义：①诊察背部皮肤温度、湿度、颜色及丘疹等表现。若背部温度过高，多提示上焦郁热；背部皮肤潮湿黏腻，即典型潮热表现。若背部颜色较腰部暗沉，并伴有散在红色丘疹，多提示体内气血瘀滞，患者可能还有面部痤疮；若背部存在暗红色或紫色血络，多提示上焦郁热；若在风门穴或大椎穴附近出现瘀络，多提示为风热证；若背部肌肉存在板硬等紧张度异常增高的表现，多提示背部气血不畅，患者多表现为失眠等症状。②背部脊柱曲直度。脊柱存在弯曲现象，多提示胸椎小关节紊乱，患者常有胸闷、气短等胸部气机不畅的表现。必要时在后背弯曲处施以按压整脊复位手法，纠正胸椎小关节紊乱，需要注意的是在施行按压整脊复位手法之前，应做好符合向下按压整脊复位胸椎小关节的条件判断。此外，判断出脊柱存在弯曲现象后有利于在针刺夹脊穴等背部腧穴时提供安全准确定位的依据。③背部脊柱棘突间韧带张力等。在 T_1-T_4 脊柱棘突间点按时，患者出现明显压痛反应，且脊柱棘突间经络皮部滞涩感明显，如磨砂纸样，点按风门穴和肺俞穴时有刺痛感，综上多提示患者存在肺系疾患；在 T_4-T_6 脊柱棘突间进行点按时，患者出现明显压痛反应，并诊察到脊柱棘突间韧带存在粘连，点按心俞穴时有刺痛感，多提示胸中气机不畅，治以针刺"背心调神五穴"松解粘连的韧带，畅达胸中气机，其中"背心五穴"定义为背心处第五胸椎（T_5）的神道穴之上下左右出现阳性反应，比如压痛、条索、结节等，而通常以神道穴旁开的左右心俞穴及上方的椎间隙（T_4）、下方的灵台穴（T_6）出现的频率最高。以此组穴为核心作为针灸处方，辅以辨证辨经所得配穴，常用于治疗失眠、抑郁症等胸中气机不畅的疾患。另外，如在膈俞穴正下方 1cm 点按，出现明显压痛，多提示患有乳腺囊肿、乳腺结节等乳腺疾病。

2. 腰骶部

（1）主要诊察部位：①腰骶部位皮肤温度、湿度、颜色及浮络等现象。当患者处于俯卧位并暴露出腰骶部位后，首先观察患者腰骶部色泽，同时查看腰部是否出现散在浮络，其次，扪抚腰骶部皮肤，诊察皮肤温度、湿度。最后点按腰部肌肉、肌腱，了解肌肉、肌腱松紧度等。②腰部脊柱棘突间韧带。当患者处于俯卧位并暴露出腰骶部位后，医者将食指和无名指指腹置于患者腰部脊柱棘突两侧，将中指指腹置于脊柱中间，从第一腰椎开始，自上而下进行点按，直至第五腰椎，诊察脊柱棘突间韧带的张力、柔韧度并判断棘突间韧带是否存在粘连。

由于腰骶暴露面积较大且属于隐私部位，在诊察前应提前向患者说明，尤其是女性患者，在征得患者同意后方可进行下一步诊察。另外，整个诊察过程务必保护好患者的隐私安全。

（2）诊察内容及临床意义：①腰骶部位皮肤温度、湿度、颜色及浮络等现象。若患者骶部冰凉，多提示存在生殖泌尿系统疾病，一般来讲，女性多患有痛经、宫寒不孕等疾病，男性则多表现为早泄、阳痿等肾阳亏虚证；若患者骶部潮湿，多提示下焦湿热症状；若患者腰骶部颜色较背部暗沉，并伴有散在暗红或紫色血络，多提示腰部气血瘀滞，患者多有腰痛症状；若患者腰部肌肉有板硬等紧张度增高的情况，多提示腰部气血不畅。②腰部脊柱棘突间韧带的张力等。在患者腰部脊柱棘突间点按时，若 T_4-T_5 棘突间压痛，且棘突间韧带粘连，多提示气血瘀滞，常见于腰椎间盘突出等腰痛患者；若女性第 5 腰椎棘突下有压痛，多提示痛经症状，十七椎位于第 5 腰椎棘突下，为临床治疗痛经的经外奇穴；若点按压骶髂关节时有压痛反应，同样在耻骨联合部位也诊察到压痛点，多提示骶髂关节错位，临床见于因骶髂关节错位而致双腿伸直并拢时长度不一。③配合下肢进行鉴别。根据上下相应整体观，《灵枢·终始》认为："从腰以上者，手太阴阳明皆主之；从腰以下者，足太阴阳明皆主之。病在上者下取之，病在下者高取之，病在头者取之足，病在腰者取之腘。"在急性腰痛时，基于"肾贯脊"理论及远端取穴原则，在人中、后溪、太溪可诊察到反应点。再者，根据《素问·骨空论》记载："督脉者，起于少腹以下骨中央……贯脊属肾。"后溪穴作为手太阳经输穴，又是八脉交会穴，此穴通于督脉，可以疏通督脉太阳经气，壮腰补肾。《兰江赋》言"后溪专治督脉病"，若仅在腰、脊柱部位出现疼痛，多取后溪穴治疗。再者，《灵枢·经脉》记载："膀胱足太阳之脉……挟脊抵腰中，入循膂，络肾属膀胱；其支者，从腰中下挟脊，贯臀入腘中。"《素问·刺腰痛》曰："足太阳脉令人腰痛，引项脊尻背如重状，刺其郄中太阳正经出血。"根据这些记载，若腰部脊柱两侧（足太阳膀胱经所过部位）出现疼痛时，在委中可诊察到暗紫色血络，多数患者在委中放出瘀滞血络时，腰痛可去大半。正如《经穴汇解》所言："皆内有风湿邪，及血滞于腰脊内，一泄此穴，气血邪热之在上者，尽泄于下矣。"

（四）胸腹部

清代名医俞根初在《通俗伤寒论》中论述了胸腹部的作用和重要性，他认为"胸腹为五脏六腑之宫城，阴阳气血之发源，若欲知其脏腑何如，则莫如按胸腹，名曰腹诊"。可见诊察胸腹部是了解脏腑气血运行情况的重要环节。

1. 胸肋部

（1）主要诊察部位：①虚里。通过望诊和扣抚法了解虚里情况。对于虚里定位，《素问·平人气象论》指出："胃之大络，名曰虚里，贯膈络肺，出于左乳下，其动应衣，脉宗气也"。②胸骨柄上的穴位。膻中，《灵枢·海论》谓"气之海"，是诊察胸中气机状态的主要穴位之一。③肋间隙的穴位。为比较全面了解胸郭内部气机，多将膻中与其他肋间穴位结合诊察，如足少阳胆经的募穴日月和足厥阴肝经的募穴期门。④乳腺。在乳房四周按顺时针或逆时针顺序点按诊察，了解乳房组织是否存在结节等异常现象，了解结节的大小、光滑度、硬度等，判断结节是否粘连。

（2）诊察内容及临床意义：①虚里。虚里的含义在《黄帝素问直解》中指出："五脏之脉，资生于胃，胃为中土，气通四旁，故胃之大络，名曰虚里……虚里，四通之义也……是知胃络，不但通四旁，贯膈络肺，而且合于宗气，此言胃络之平气也。"诊察虚里搏动情况，是了解宗气状态最直观的方式。据《诊病奇侅》记载："虚里动甚者，俄顷昏倒，此证多于小儿，稀于大人。有小儿久泄泻后，卒倒死者，其证胸肠上有热，而虚里动甚，是元气虚脱故也……虚里之动，应手数而高者，恶候也，妊妇最忌。"提示若小儿及孕妇虚里动甚尤应提高警惕，以防骤变。据临床观察，虚里搏动位移多提示心脏、胸部、腹部存在病变，如风湿性心脏病、心脏肿瘤、胸腔积液、腹部肿块等。另外诊察虚里还可作为辨病之轻重及预后之吉凶的依据，诚如《诊病奇侅》所谓："虚里者，胃之大络，而元气之表旌，死生之分间也。"②胸骨柄的穴位（膻中）与肋间隙的穴位（期门）。《素问·灵兰秘典论》述："膻中者，臣使之官，喜乐出焉。"膻中穴是疏通胸中气机必不可少的穴位，多用于治疗气机不畅的病证，如肺气上逆、心气郁滞、肝气郁结等。期门穴是调畅胸部气机的要穴之一，《针灸甲乙经》关于期门穴作为特定穴属性也有记载，指出其为"肝募也……足太阴、厥阴、阴维之会"。期门为肝之募穴，具有条达肝气，畅行周身气机的作用。大多数气机不畅的疾病如抑郁症，诊察膻中穴时患者多有明显刺痛感，结合点按、循推诊察左肋部第六间隙，多在期门穴有压痛反应，且此处经络皮部多呈现滞涩紧实，而当诊察右期门时（肝所对应的解剖位置）并没有压痛反应，为此查阅经典，发现《素问·刺禁论》曾对此现象做了详细解释，言："脏有要害，不可不察。肝生于左，肺藏于右……从之有福，逆之有咎。"《素问·六节藏象论》曰："肝者……此为阳中之少阳，通于春气。"因此，这就不难理解肝气郁结时在左期门有压痛反应而右期门无压痛反应的现象。③乳腺结节。根据经络循行走向，可知胃经、肝经与乳腺关系最为密切。乳腺增生、结节等乳腺疾病多因情绪不佳、气机不畅所致。点按诊察乳腺囊肿患者胸骨柄，压痛反应多在膻中穴，根据前后相应诊察原则，在背部膈俞穴直下约1cm处也有压痛反应。

2. 腹部

近代医家骆俊昌认为"诊腹方知气血之升降，明脏腑之盛衰"，日本医家吉益东洞言"腹者，生之本也，故百病以此为根，是以诊病必候腹"，无不强调腹诊的重要性。

（1）主要诊察部位：①主要观察患者腹部形状轮廓、大小等，如腹部是否膨隆、腹壁是否有青筋暴露等。②通过扪抚法诊察腹部温度、湿度，并观察皮肤色泽及是否存在皮疹、斑、血络、皮纹等。③由浅至深按压患者腹部，了解腹部皮下脂肪弹性、厚度，并嘱患者做吸气、呼气动作，判断腹部肌肉弹性张力。④观察肚脐大小、深浅及颜色。《厘正按摩要术》言："诊腹之要，以脐为先……徐按之而有力，其气应手者，内有神气之守也。"强调诊腹尤以诊脐最为关键。⑤下合穴及背俞穴的阳性反应。腹部包括了六腑，《灵枢·邪气脏腑病形》曰："胃合入于三里，大肠合入于巨虚上廉，小肠合入于巨虚下廉，三焦合入于委阳，膀胱合入于委中，胆合入于阳陵泉。"因此，诊察六腑病变时应结合点按诊察下肢的下合穴。同时，可结合诊察六腑所对应的背俞穴。

（2）诊察内容及临床意义：①腹部形状轮廓。正常人腹部形态对称、平坦，直立时腹部可稍隆起，约与胸平齐，仰卧时则稍凹陷。若见腹部胀大、周身俱肿者，多属水肿病；若仅腹部膨胀、四肢消瘦者，多属鼓胀，为肝气郁滞、湿阻血瘀所致；若在肚脐与剑突连线之间腹部为凹陷，多见于脾胃虚弱的患者；若在肚脐与耻骨连线之间腹部凹陷，多见于气虚乏力的患者。

②腹部温度。诊察肚脐至关元穴之间的小腹部，若小腹发凉，皮肤发白，腰骶部寒凉，女性患者多提示宫寒，常见不孕、痛经、月经不调；男性患者多提示下焦阳虚，常见小便清长等泌尿系统疾患。另外，至于脐上与脐下温度所提示的临床意义，《灵枢·师传》言："胃中热则消谷，令人悬心善饥。脐以上皮热，肠中热则出黄如糜。脐以下皮寒，胃中寒则腹胀。"再者，可将腹色作为鉴别疾病类型、分析病机的依据，如《灵枢·水胀》记载："肤

胀者，寒气客于皮肤之间……腹色不变，此其候也。"又言："鼓胀……腹胀，身皆大，大与肤胀等也，色苍黄，腹筋起，此其候也。"指出鼓胀与肤胀的鉴别要点是腹色变化，通过腹色变化亦可知晓病机，即鼓胀"腹色苍黄"，苍属木、主肝，黄属土、主脾，可见肝脾不和是鼓胀发生的重要原因。

③腹部皮下脂肪弹性、厚度及肌肉弹性张力。《灵枢·阴阳二十五人》云："土形之人……圆面大头，美肩背，大腹……金形之人……方面小头……小腹。"可见通过腹诊可以辨别体质强弱，常态腹形一般是指腹部皮下脂肪弹性良好，厚度适中，肌肉张弛有度且弹性张力。若腹形膨隆，肥满松软，体肥气弱者，多见于阳虚痰湿之体；若腹形偏瘦，按之和缓有力者，多为常态；若消瘦而按之腹部无力者，多为虚象。

④脐的大小、深浅、颜色。正常脐孔直径约 0.8～1.5cm，如果直径超过 2cm，称为大脐眼，直径小于 0.5cm，称为小脐眼。脐孔大小一般取决于胎儿时期与母体相连接的脐带粗细，一般脐带越粗，脐眼越大，子体先天足，个体强壮；反之脐眼越小，先天禀赋不足，体质羸弱。脐孔深浅取决于皮下脂肪多少，皮下脂肪越厚，则脐孔越深，说明营养状态佳；皮下脂肪越薄，脐孔越浅，营养不良。如脐孔过深提示营养过剩，则应考虑可能存在高血脂、高血压、冠心病等隐患。脐圆而下半部丰厚朝上，提示血压正常，内脏健康，肾功能强，精力充沛，为男性最佳脐形。脐形椭圆为女性最佳，提示身体健康，卵巢功能良好。脐形浅小，身体较弱，内分泌功能不正常，经常感到全身乏力，此为先天不足，后天气虚。

神阙为血脉之蒂，为精、气、血往来之要，与冲任关系密切，为人体之中心，触脐上下任脉之坚硬而知脾肾之虚，触脐周硬满压痛而知脾胃之不和。脐色白多提示机能低下；脐色赤多提示热毒内蕴；脐色黑多提示病证凶险；脐色黄多提示湿热内蕴或过食肥甘，临床可见痞满纳呆、大便不爽等症状，多提示患有高脂血症、高血压等疾病；脐色青多提示体内有寒积、水饮或风寒内伏；脐色紫多提示体内有瘀积，也可见腹内或盆腔内肿瘤，常伴有脐部瘀斑。

⑤腹部穴位。若点按巨阙穴和鸠尾穴时有压痛反应，多提示患者心脉气血不畅；若中焦运化失调时，可诊察中脘、天枢；若脾虚湿困、带脉不和时，可诊察中脘、带脉；若下焦虚寒时，可诊察神阙、关元；若为胃实证

时，可在上脘与巨阙连线之间寻找反应点；为胃虚证时，可在下脘与建里连线之间寻找反应点；若诊察得五枢、维道存在条索时，多提示女性患有相关妇科疾病；由于大横、腹结所对应的解剖位置是卵巢悬韧带，故此二穴为妇科相关疾病的诊察要穴。

（五）骶髂部、股部和下肢部

十二经脉以四肢部为"根"，是经气所起之处。"八虚"指的是人身八个关节，具体为两肘、两腋、两髀和两腘，也是五脏藏邪之处。《灵枢·邪客》记载："肺心有邪，其气留于两肘；肝有邪，其气流于两腋；脾有邪，其气留于两髀；肾有邪，其气留于两腘。凡此八虚者，皆机关之室，真气之所过，血络之所游，邪气恶血固不得住留，住留则伤筋络骨节，机关不得屈伸，故痀挛也。"

1. 骶髂部

（1）主要诊察部位：①臀部。该部位诊察以环跳穴为主，将食指与中指并拢，置于股骨大转子最凸点与骶管裂孔连线外 1/3 与中 1/3 交点处，力度由轻到重向下按压寻找反应点。②骶髂部。主要是诊察耻骨联合部位，注意该部位较为隐私，诊察前要与患者说明情况，征得同意后才可诊察。

（2）诊察内容及临床意义：①臀部。腰痛患者多能在环跳穴诊察到结节、条索。值得注意的是环跳穴所对应解剖位置为坐骨神经，因此针刺环跳穴一定要以患者产生向下传递的针感为度，若没有产生此针感，取针之后患者不仅腰痛没有得到显著改善，反而会因针刺不到位而加重病情。②骶髂部。患者自述走姿一高一低，令其平卧，伸直并拢双腿，可见双腿长度不一，考虑是由于骶髂关节之间错位所引起，因此点按患者耻骨联合部位多有强烈压痛感。

2. 股部

（1）主要诊察部位：①大腿外侧（髂胫束）。②大腿后侧（股薄肌、半腱肌、半膜肌、股二头肌肌腱）。③大腿前侧（股直肌、股内侧肌、股外侧肌）。

（2）诊察内容及临床意义：①股部肌肉。内收肌群损伤以诊察肝经远端穴位为主。临床多见因剧烈运动导致大腿内侧肌群受损，在远端部位如大敦穴、中封穴可诊察到明显压痛。②股外侧肌肉压痛、皮肤麻木。股外侧肌肉压痛、皮肤麻木常见于股外侧皮神经炎，轻症多表现为皮肤凉感和麻木；中症则表现为皮肤凉感、麻木和肌肉疼痛；重症表现为皮肤凉感、麻木和下肢肌肉严重疼痛。《素问·长刺节论》记载："病在肌肤，肌肤尽痛，名曰肌痹，伤于寒湿。"因此，首先要分清疼痛麻木的区域与正常部位的界限，在界限上围刺整个病变区域，并在病变区域内针刺，最后加施艾灸。③风市穴。风市为下肢风气聚集之处，故善治中风偏枯，是祛风要穴。别名垂手，为人体内下肢经气集结之处，经气在市集中广而行走，犹如行风，起到枢纽的作用，若枢机不利，则经气上下不通，下肢痿痹，在风市穴处点按多有紧实感，提示下肢经脉气血瘀滞。

3. 膝部

（1）主要诊察部位：①膝关节外形、温度等。采用点按、扪抚法诊察膝关节外形、温度变化等。②腘窝大小、血络。腰痛患者，应先诊察腘窝处，辨别是否存在血络，一般来讲，腰部疼痛程度越严重，疼痛时间越长，血络也越明显，颜色越深，多呈暗紫色。

（2）诊察内容及临床意义：①膝关节的外形、温度、色泽。若膝盖呈现畸形，扪其温度较低，色泽暗沉，多有膝痛、怕凉等症状。②阳陵泉、梁丘、内外膝眼、鹤顶。若患者存在膝盖疼痛，多能在阳陵泉、梁丘、内外膝眼、委中穴、鹤顶诊察出反应点。③内外侧韧带部（平关节面）。对于关节部位所产生的病变，多采用三角形定位取穴法进行诊察，典型案例如上文所提到的耳前三角，同样若膝关节疼痛，可在腓、胫侧副韧带上下前后诊察到三个压痛点，以此作为局部治疗的组方。④腘窝。《黄帝内经》重视采用刺络放血法治疗络脉盛实的疾病及久病成瘀的疾病。据《灵枢·寿夭刚柔》记载："久痹不去身者，视其血络，尽出其血。"《素问·刺疟》言："足太阳之疟，令人腰痛头重……刺郄中出血。"《素问·刺腰痛》曰："腰痛夹脊而痛……刺足太阳郄中出血。"委中穴作为足太阳膀胱经的下合穴，又为"血之郄穴"，治疗急慢性腰背部疾病具有特异性作用，"腰背委中求"也一直是指导临床治疗腰部疾患的实践准则之一。

所以，急慢性腰背部疾病常见于腘窝处存在紫黑色瘀滞血络，经刺血拔罐后，瘀血去，脉络通，腰痛即可去大半。

4. 胫部

（1）主要诊察部位：《灵枢·邪气藏府病形》言"胃合入于三里，大肠合入于巨虚上廉，小肠合入于巨虚下廉，三焦合入于委阳，膀胱合入于委中，胆合入于阳陵泉"。因此，对于腹部疾病，可结合点按诊察下肢反应点，了解病变部位。

（2）诊察内容及临床意义：诊察女性地机穴时，若此处皮肤紧实，稍按即压痛明显，多提示痛经等妇科疾病。另外，《灵枢·经脉》云："足太阳之别，名曰飞阳……虚则鼽衄。"对于过敏性鼻炎患者，点按诊察飞扬穴，指下多有条索样感。

5. 踝部

（1）主要诊察部位：太溪穴。《灵枢·本输》曰："太溪，内踝之后，跟骨之上，陷者中也。"简言之太溪位于足内踝骨尖与跟腱水平连线中点处。《灵枢·九针十二原》云："五脏有疾也，应出十二原，而原各有所出……阴中之太阴，肾也，其原出于太溪。"可知太溪为足少阴肾经原穴，以候肾气。对于疑难重症患者，若要了解下焦阴阳盛衰情况，可通过诊太溪脉和冲阳脉以候知，太溪脉查肝肾之阴，冲阳脉知脾肾之阳。

（2）诊察内容及临床意义：正常太溪脉应是指尖稍用力，便能感到太溪脉之均匀搏动。若用力切此脉仍感受到其脉微弱，微微跳动，似有似无，则可视为脉小。太溪脉为肾脉，反映足三阴脉之盛衰，《经穴汇解》云："穴名太溪者，肾为人身之水……溪乃水流之处，有动脉则水之形见，故曰太溪。溪者，水之见也；太者，言其渊不测也。"

6. 足部

（1）主要诊察部位：①足部的温度。②跌阳脉。③穴位。足三阳经：厉兑（足阳明）、至阴（足太阳）、足窍阴（足少阳）。足三阴经：隐白（足太阴）、公孙（足太阴）、然谷（足少阴）、大敦（足厥阴）、行间（足厥阴）。

（2）诊察内容及临床意义：①足部温度。《灵枢·终始》中提到"阳受气于四末，阴受气于五脏"，若医者诊察得患者足部冰冷，实为阳气不能布达四末所致，《伤寒论》言："厥者，阴阳气不相顺接，便为厥。厥者，手足逆冷者是也。"手脚冰凉的人，说明其四肢末梢循环较差，尤其是对于年龄大的人来讲，诊察手足的温度，可以知道其体质的强弱及心脏功能的好坏。②趺阳脉。即足阳明胃经冲阳穴所在的足背动脉搏动处。《伤寒论》指出："趺阳脉迟而缓，胃气如经也。"指出趺阳脉的正常脉象应是不浮不沉，不急不徐，从容和缓，节律一致。趺阳脉紧多主寒，寒凝则气滞，故见腹痛、疝痛等症，《金匮要略·水气病脉证并治》载："趺阳脉当伏，今反紧，本自有寒，疝瘕，腹中痛。"趺阳脉轻取而浮，常可出现胃虚气逆的情况，即《脉经》所谓"趺阳脉浮，胃气虚"。这种浮脉为虚浮无力之脉。趺阳脉伏，多由胃气伏而不宣形成。趺阳脉浮而数，多主胃热。趺阳脉微而紧，为中焦虚寒，气的化源不足，可见气短少息。③经脉穴位。根据上下相应的整体观，《灵枢·终始》言："病在上者下取之，病在下者高取之。"若患者出现心、胃相关疾患时，多能在公孙穴诊察到小结节等异常表现；对于上焦郁热的患者，可采用针刺太冲、厉兑穴以引火下行。

《素问·阴阳应象大论》曰："故善用针者，从阴引阳，从阳引阴，以右治左，以左治右。"如陈旧性左脚踝扭伤，在右侧尺骨小头外侧腕背横纹处可诊察到反应点。

总之，经络诊察法是判断经络异常的一种重要方法，对于提高针灸疗效起着至关重要的作用。医者应在实际操作中重视经络诊察过程，在施行针灸时方可取得事半功倍的效果。

（黄跃平整理）

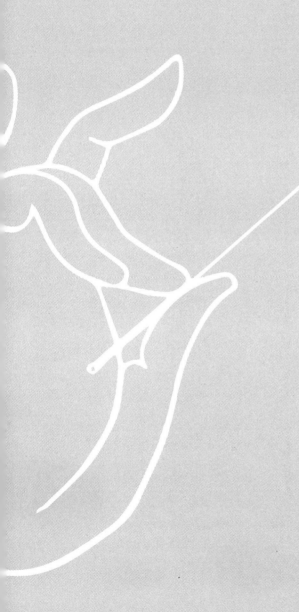

第四章 炙法创新

一、灸法的优势及制约其发展的因素

艾灸疗法，即灸法或灸疗，是利用艾绒等物点燃后的温热刺激及药物的药理作用，在人体体表的穴位或患处直接或间接地进行烧灼或熏熨，以达到防病治病目的的一种外治法，古称"灸焫"。在现存文献中，关于灸法的最早记载见于1973年长沙马王堆西汉古墓出土的帛书《足臂十一脉灸经》和《阴阳十一脉灸经》，书中主要记载十一脉的循行、主病及灸法。另外尚有《脉法》《五十二病方》，成书年代可上溯至春秋时期，是迄今为止发现的先秦时期的医著。上述四部医书均记载了古人对于灸法的应用，同时也提示经脉的早期发现可能与灸法相关。《孟子·离娄上》云："今之欲王者，犹七年之病，求三年之艾也。"《灵枢·官能》言："针所不为，灸之所宜。"都指出灸法具有独特的优势。艾灸疗法具有温阳散寒、温通经络、调和气血、扶正祛邪等作用，有广泛的适应证和作用范围，可用于内、外、妇、儿、急性、慢性等不同疾病的治疗。近20年来灸法在治疗范围和方法等方面都有了很大发展，单纯用灸或以灸为主治疗的病种就达100多种，如应用灸法治疗颈椎病、腰椎病、月经不调、慢性盆腔炎、溃疡性结肠炎、类风湿关节炎、面神经麻痹等多种疾病。在此次新型冠状病毒肺炎疫情的防治中，艾灸疗法解毒辟秽、扶正祛邪的作用受到了广泛的关注，正如《肘后备急方》载："断瘟疫病令不相染，密以艾灸病人床四角，各一壮，佳也。"故熏艾防疫也是艾灸疗法的一大特色。此外，灸法在治疗难治性疾病方面也展示了独特的效果。

虽然艾灸发展已有数千年历史，历代医家也对艾灸疗法十分重视，但传统灸法有操作繁杂、无法控温、易致烫伤、烟雾过大等缺陷，这对灸疗的使用和推广造成了巨大阻碍，临床上"重针轻灸"的现象越发明显。基于此，诸多艾灸器具相继问世，但仍有一定缺陷，如艾绒的质量不过关、操作起来不方便、受时间地点限制等，尤其是小巧便捷的艾灸器在使用过程中无法控制温度和艾灸的时间，成为了艾灸时的难点，所以传统艾灸的改革迫在眉睫。

为了既能继承传统艾灸疗法的"热、光、烟"三者共同作用于人体的作用方式，又能解决传统艾灸和现代灸器存在的缺点问题，我和我的团队以中医传统艾灸理论作用原理为依据，结合十几年的临床与科研实践，潜心研制，最终制成了一种由磁灸盖、磁灸炷、灸筒和医用胶布组成的新型艾灸装置——百笑灸，该产品获得国内和国际专利共30余项，并获得了国家科学技术进步奖、中国针灸学会科学技术奖等多项荣誉，是艾灸器具发展史上的一个里程碑。

百笑灸不仅保持了传统艾灸用艾、燃艾的根本特征，同时通过现代科技和工艺手段使其具有安全方便、温度可调、多穴同灸、热足气匀、定位定量等优势。百笑灸现已被上千家医疗机构采用，得到了临床广泛认可。同时，百笑灸让艾灸疗法更为安全、便捷、舒适、有效，灸者本人就能操作，更适用于当今多种急、慢性疾病的自我调理和预防，以及亚健康状态的日常养生保健。

二、百孝灸法

1. 灸具结构

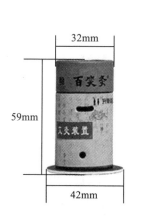 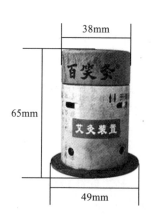 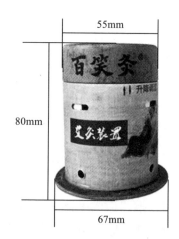

图1：1号小百笑灸筒　　图2：2号标准百笑灸筒　　图3：3号大百笑灸筒

（1）磁灸盖——灸盖：可以通过旋转开关进气口或升降灸座来调节温度。

（2）磁铁：采用钕铁硼为原料，具有极高的磁能积和矫顽力，能散发近2000高斯的超强磁场，其磁性不会因高温作用而消失。

（3）磁灸炷——导磁针：同样采用钕铁硼为原料，其高磁性能于高温下释放近2000高斯的高强度磁场，进而形成无数个非侵入性的小磁针，在施灸过程中反复刺激穴位或病灶。

（4）灸炷：使用15∶1的三年优质陈艾绒，搭配独特的中药成分，一方面能强化灸疗效果，另一方面也能保证灸火缓缓燃烧，使药效充分释放，增加药性的渗透度。

（5）医用胶布：特殊医疗用材质，避免因接触造成的过敏，可稳固灸筒垂直于体表，提高热力和药性渗透能力，实现多穴同灸的加强作用。

（6）特制灸筒：坚韧轻巧的结构，可反复使用，纸质材质天然环保，同时能包覆灸炷使热度不散失，达到热足气匀、温度恒定的效果，并控制烟量的释放。

（7）灸筒内层：内层为耐高温的环保材质——热反射膜，不会因高温作用释放有毒物质，同时能够阻燃，积聚热量，吸附燃烧时产生的大颗粒物，过滤艾烟。

（8）进气孔：调节空气的进入量，控制灸火的燃烧力度和温度。

（9）出气孔：使热量和艾烟透出，能控制温度，同时起到芳香治疗的作用。

（10）筛状隔板：筛状孔能方便热量透出，特殊的内凹0.5cm设计，可以隔开施灸部位和灸火，避免烫伤，也能于下方空间垫上其他药材进行隔物灸，同时能让针具透入，进行温针灸。

2.作用原理

百笑灸集光热疗法、药物渗透、芳香疗法、穴位刺激及磁疗效用为一体，具有增强灸疗、治病保健的功效。

（1）光热疗法：艾绒燃烧后产生的温热效应是艾灸治疗疾病的主要作用。艾的纯阳之性加上火力的引动，让艾的光热刺激能穿透肌表，直达人体深处的病灶，起到温通经脉、疏风散寒、活血化瘀、通络止痛、强壮元阳、祛病延年的功效。所以,《神灸经纶》就强调:"夫灸取于火,以火性热而至速,体柔而用刚,能消阴翳,走而不守,善入脏腑。取艾之辛香作炷,能通十二经,入三阴,理气血,以治百病,效如反掌。"

但是传统灸炷在整个施灸过程均需暴露在空气中,燃烧时易受到周围气流的影响,加上使用的艾绒成分良莠不齐,常导致燃烧不完全,无法长时间维持一定的热度,降低温热的渗透度,导致临床疗效不稳定。

百笑灸将磁灸炷固定于半包覆式的灸筒中,使其可以稳定燃烧,集中热能不散失,始终使施灸温度维持在 42 ~ 60℃,强化光热效用,持续刺激患处皮肤,有效激活穴位下的痛温觉感受器,激发人体内的温度—化学偶联联动,产生一系列生物信息级联反应,促进人体的代谢修复机制,发挥祛病疗疾的功效。

(2)药透作用:磁灸炷燃烧的过程,会将艾绒中的有效成分释放,随着温热刺激渗透入皮下吸收,使局部的毛细血管扩张,加速血液循环,促进体内的新陈代谢,起到修复、消炎、止痛的作用。

艾叶燃烧后产生的药效渗透,是艾灸治疗疾病的途径之一,而艾绒的品质好坏也是灸疗起效快慢的决定因素。所以,《本草纲目》提出:"艾叶,生则微苦太辛,熟则微辛太苦,生温熟热,纯阳也。可以取太阳真火,可以会垂绝元阳。服之则走三阴而逐一切寒湿,转肃杀之气为融合……凡用艾叶,须用陈久者,治令细软,谓之熟艾,若生艾灸火,则伤人肌脉。"

百笑灸灸炷的成分包括三年陈艾绒及多味温通补益的中药,如乳香、没药、红花等,能更好发挥灸火温热与药物渗透的协同作用,通过维持灸火温缓燃烧,使药效充分释放,增加药性渗透度,从而提高疗效。

(3)芳香治疗:艾烟是艾灸治病的起效途径之一。古代中医强调"烟熏火燎谓之灸",只有火和烟同时具备,才真正符合传统灸法的深意。《庄子》中有"越人熏之以艾"的记载,还有孔璠之在《艾赋》中也提到"奇艾急病,靡身挺烟",都强调艾烟在灸疗中所起的重要作用,所以真正的艾灸离不开艾草的烟气。

百笑灸磁灸炷中所含的艾叶及中药成分,会在燃烧过程中释放出芳香的烟气,也可称之为"药气"。芳香气味能随呼吸进入体内,由嗅觉系统传入大脑,影响交感神经、副交感神经和大脑的神经生理活动,同时能从施灸处的皮肤渗透入血液，随血液循环运行至身体其他部位，起到抗菌、抗病毒、杀灭微生物的"祛邪"作用，同时还有安神助眠、镇定神经的"扶正"功效。

临床试验也证实，艾烟具有激发人体免疫力的作用，相关数据表明艾烟能显著提高心率变异性的低频段、高频段、总功率谱，通过改善交感神经、迷走神经和自主神经的功能状态，达到调动人体正气、激发活力的目的。因此，近代著名针灸学家承淡安先生指出："艾灸的特殊作用，不仅在于热，更在于其特具的芳香气味，这种芳香的药物能够行气散气。艾灸后觉有快感，即因为艾的芳香气味渗入皮下，在热和芳香的双重作用下，神经兴奋，机体活力增加，终而病苦解除。"

（4）磁疗作用：磁疗是使用特殊的金属氧化物所形成的磁场去治疗人体疾病的一种方法。磁疗能通过影响人体的电流分布、电荷微粒的运动及细胞膜的通透性等，使组织细胞的生理、生化过程产生改变，从而促进人体血液、淋巴的循环，加速炎性物质的消散和吸收，进而产生镇痛、消炎、消肿的作用。

我国早在秦汉时期就开始使用磁石来治疗疾病。《神农本草经》言磁石"味辛酸寒，主治周痹风湿，肢节肿痛，不可持物"。现代科学研究发现，磁疗是一种天然、安全、可靠的物理治疗方法。

百笑灸通过旋转磁灸盖和磁灸炷达到在灸疗过程中产生磁疗作用的目的，从而促进人体气血循环，增强白细胞的吞噬功能，提高氧气和铁质的吸收，有助于体内的新陈代谢，并促进排出代谢废物和毒素。此外，磁疗产生的微电流能增加血管壁弹性，改善微循环状态，进而降低血液黏稠度，避免血栓形成，维护心血管健康。

（5）穴位刺激：辨证取穴是提高艾灸疗效的基本方法之一。清代针灸学家吴亦鼎在其著作《神灸经纶》中就提出："灸法要在明证审穴，证不明则无以知其病之在阳在阴；穴不审则多有误于伤气伤血。必精心研究，然后可收灸治之全功，而见愈病之神速也。"

百笑灸除了能实现辨证取穴施灸，磁灸炷中的导磁针能释放2000高斯的高强度磁场，进而形成无数个小磁针，在施灸过程中反复刺激穴位或病灶，发挥类似于针刺的效果，使针灸并用、相辅相成，有效提高治病保健的疗效。

3. 常用穴方

序号	灸方名称	百笑灸配伍穴方	临床功效
1	背心五穴灸	身柱、心俞、至阳、神道	失眠、抑郁症、焦虑抑郁状态
2	补肾固阳灸	命门、肾俞、腰眼	肾阳虚证、腰骶痛及肾阳虚衰之下肢痿痹、遗精阳痿、月经不调诸疾
3	交通心肾灸	心俞、肾俞、命门	心肾不交证
4	健脾益胃灸	脾俞、胃俞、肾俞	久病脾胃虚弱，气虚不运，或中焦气滞、腹泻、腹胀、便秘等症
5	疏散外风灸	大椎、风池、风门	外感病风寒证
6	骑竹马灸、四花灸	膈俞、胆俞	女性绝经后潮热、肺痿、帕金森病、白细胞减少、失眠、抑郁症、中风、高黏滞综合征、呃逆等病症
7	十三太保灸	大椎、陶道、身柱、神道、灵台、至阳、筋缩、中枢、脊中、悬枢、命门、腰阳关、腰俞	强直性脊柱炎、腰背痛、中风偏瘫，以及久病之沉疴痼疾
8	气化五穴灸	神阙、中脘、天枢、气海	久病脾胃虚弱，气虚不运，或中焦气滞、腹泻、腹胀、便秘等症
9	斡旋中焦灸	天枢、中脘、气海、足三里	便秘、泄泻、腹胀等肠胃气机不畅之症
10	妇科大"V"灸	中极、子宫、维道	月经不调、围绝经期综合征、带下、不孕、月经不调、痛经、子宫脱垂及阑尾炎、盆腔炎
11	妇科小"V"灸	次髎、长强	月经不调、赤白带下、不孕、子宫脱垂、痛经、盆腔炎、尿频遗尿、痔疮、脱肛等
12	妇科调经灸	照海、三阴交、血海	月经不调
13	小儿益智助长灸	百会、身柱、脾俞、肾俞	小儿发育迟缓，生长缓慢
14	壮膝六穴灸	内膝眼、犊鼻（外膝眼）、阴陵泉、阳陵泉、血海、膝阳关	膝骨关节炎
15	宽胸理气灸	膻中、内关、足三里	哮喘、咳嗽、心痛、胸闷等肺气不降或胸中气滞之症
16	和降肺胃灸	天突、中脘、足三里	咳嗽、呃逆等肺胃气逆之虚寒证
17	祛风止痒灸	血海、曲池、足三里、三阴交	荨麻疹、神经性皮炎、慢性湿疹、皮肤瘙痒等气血不和、营卫失调之症

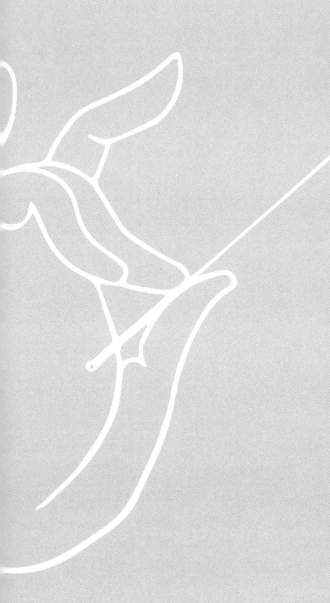

第五章

临证心悟

一、眩晕

1. 概述

眩晕是以自觉头晕眼花或视物旋转动摇为主症的病证。眩即眼花，晕即头晕，二者往往同时出现。眩晕是由于情志不畅、饮食内伤、体虚久病、失血劳倦及外伤、手术等病因，以风、火、痰、瘀上扰清空或精亏血少、清窍失养为基本病机。轻者发作短暂，平卧或闭目片刻即可好转；重者如乘舟车，旋转起伏不定，以致难以站立，或伴恶心、呕吐、自汗甚至晕倒。眩晕为临床常见病证，多见于中老年人，亦可发于青年人。本病可反复发作，影响正常工作及生活，严重者可发展为中风、厥证或脱证而危及生命。《黄帝内经》认为本病的发生，根本在于阴阳气乱，与肝风内动和髓海空虚有关。《素问·至真要大论》曰："太阳之复，厥气上行……时眩仆。"《病机十九条》中有"诸风掉眩，皆属于肝"的论述，说明肝风蕴热导致眩晕。《灵枢·海论》指出："髓海不足，则脑转耳鸣，胫酸眩冒。"眩晕常见于西医学的脑血管疾病、高血压、贫血、耳源性眩晕、颈椎病等疾病。中医药对控制眩晕的发生发展具有较好疗效。

2. 病因病机

情志内伤，素体阳盛，加之恼怒过度，肝阳上亢，发为眩晕；或因长期忧郁恼怒，气郁化火，使肝阴暗耗，阳升风动，发为眩晕；饮食不节，损伤脾胃，健运失司，聚湿生痰，气血生化乏源，清窍失养而作眩晕；外伤、手术头部外伤或手术后，气滞血瘀，痹阻清窍，发为眩晕；体虚、久病、失血、劳倦过度，导致肾精亏虚，不能生髓，而脑为髓之海，髓海不足，而发生眩晕。本病病位在脑，与肝、脾、肾相关，基本病机是风、火、痰、瘀扰乱清窍，或气血虚弱、髓海不足、清窍失养。

眩晕的病性以虚者居多，如肝肾阴虚、肝风内动、气血亏虚、清窍失养、肾精亏虚、脑髓失充等。眩晕实证多由痰浊阻遏，升降失常，痰火气逆，上犯清窍，瘀血阻窍而成。眩晕的发病过程中，各种病因病机，可以相互影响，相互转化，虚实夹杂；或阴损及阳，阴阳两虚。肝风、痰火上扰清窍，进一步发展可上蒙清窍，阻滞经络，而形成中风；或突发气机逆乱，清窍暂闭或失养，而引起晕厥。

3. 辨证论治

（1）实证

证候：头晕目眩，恶心呕吐，甚则晕眩欲仆，烦躁易怒，头目胀痛，耳鸣口苦，舌红，苔黄，脉弦；或头重如裹，胸闷呕恶，神疲乏力，舌胖，苔白腻，脉滑。

治法：平肝潜阳，化痰定眩。以足厥阴肝经、足少阳胆经和足阳明胃经为主。

针灸处方：风池、神庭、本神、四神聪、风府。肝阳上亢者加太冲、内关，痰湿中阻者加中脘、足三里、丰隆。其中神庭、本神、四神聪为"头三神"，是著名针灸学家杨甲三教授治疗中风及精神、神志疾病的经验穴。言语的准确表达与"神"的关系密切，"脑为元神之府"，此组穴又均以"神"名，故可通过调神而治疗脑卒中后失语症。

中药处方：半夏白术天麻汤加减。

（2）虚证

证候：头晕目眩，恶心呕吐，甚则眩晕欲仆，耳鸣，腰膝酸软，舌淡，脉沉细；或心悸少寐，神疲乏力，面色淡白或萎黄，舌淡，苔薄白，脉细。

治法：益气养血，补肾填精。以足少阳胆经、足阳明胃经和足少阴肾经为主。

针灸处方：风池、神庭、本神、四神聪、中脘、足三里、太溪。

中药处方：人参养荣汤或六味地黄丸加减。

4. 临床案例

案 1

王某，女，65 岁。2016 年 6 月 18 日初诊。

主诉：阵发性眩晕 40 余年。

证候：患者 40 年前曾有脑外伤史，阵发性眩晕，多为晚上发作，时常有痰，脑鸣，记忆力减退，睡眠欠佳，睡眠不好时用盐袋热敷后有效。昨晚眩晕发作 5～6 分钟，左侧半身麻木，右侧脑鸣，全身出汗，舌红苔薄黄。

西医诊断：神经性眩晕。

中医辨证：眩晕（痰浊阻遏，肝火上犯清窍）。

治法：平肝潜阳，化痰定眩。

治疗过程：采用点按弹拨法诊察患者风池穴处有明显硬结，且按之不动，压痛明显。

针灸处方：风池、风府、神庭、本神、四神聪、中脘、鸠尾、天枢、足三里、丰隆、太溪。

风池、风府、四神聪采用泻法，太溪、足三里采用补法，天枢、中脘选用 3 寸针深刺后即刻提至浅层，其余诸穴采用平补平泻法，留针 20 分钟。起针后用王不留行籽贴压耳穴神门、晕区、胃、肝等，嘱患者每日按揉 3 次，每次 20 下，每周针灸治疗 2 次。

中药处方：陈皮 10g，法半夏 9g，白术 15g，天麻 9g，瓜蒌 15g，茯苓 15g，郁金 10g，白矾 1.5g，柴胡 6g，白芍 10g，厚朴 6g，旋覆花 10g。

共 7 剂，水煎服，日 1 剂。中药处方清泻肝火，健运中焦脾胃枢纽，助化痰浊，以达平肝潜阳、化痰定眩之目的。

2016 年 7 月 2 日，经治疗 2 周，患者自述眩晕程度减轻，次数减少，诊察风池穴处的硬结样感明显减轻，压痛感不明显。仍咳嗽痰多，时有黄痰，咽喉干痛，舌红稍淡，苔薄白，脉沉滑。故针灸治疗在原方基础上加平补平泻太渊穴，留针 20 分钟，耳针治疗取穴同前，每周针灸治疗 2 次，并嘱患者每日采用 3 号大百笑灸施灸中脘、足三里各 1 壮。

2016 年 7 月 17 日，经治疗，患者眩晕程度显著减轻，一周偶发 1～2 次。且其睡眠质量改善，入睡容易，偶有咳嗽，咳痰减少，舌苔白厚，针灸治疗处方不变。考虑患者年过六旬，肾气不足，将上述艾灸处方改为采用 2 号标准百笑灸施灸足三里、太溪各 1 壮。

2 个月后患者反馈已愈。

案 2

张某，女，65 岁。2017 年 12 月 4 日初诊。

主诉：眩晕数日。

证候：头晕，颈部常有不适，未见手麻症状，近日睡眠常早醒，视物模糊，且伴有眼干，纳可，时有腹胀不消化之感，舌胖大，脉滑。患者从事服装设计工作，长期伏案。

西医诊断：颈型眩晕。

中医辨证：眩晕（颈痛项强，阻滞经络）。

治法：疏通颈部气血，濡养清窍。

治疗过程：采用点按弹拨法诊察患者风池穴处有明显压痛感，胸椎段诊察发现胸椎段椎体间隙 $T_3 \sim T_7$ 压痛明显，棘突间韧带有明显僵硬感。针灸治疗选用风池穴、$T_3 \sim T_7$ 胸椎间隙压痛处施针，背部背心五穴向内侧斜刺 $0.5 \sim 0.8$ 寸，均采用平补平泻法，留针 20 分钟。起针后用王不留行籽贴压耳穴颈椎、神门、晕区等，嘱患者每日按揉 3 次，每次 20 下。针刺治疗 1 次后，患者反馈已愈。

5. 按语

针灸治疗眩晕具有较好的临床疗效，临证应辩证准确，注意区分高血压、颈椎病等原发病引发的眩晕，并针对病因进行治疗。经络诊察须注意头角部、风池、风府有无压痛，枕骨粗隆和头角多为肌腱附着点，易诊察发现相关压痛，诊察头皮动脉、静脉有无异常，触诊诊察头部温度，同时也要注意分辨疾病所属经络、脏腑。

汉代张仲景认为痰饮是眩晕发病的原因之一，为后世"无痰不作眩"的论述提供了理论基础。朱丹溪认为眩晕与痰火相关，提出"痰在上，火在下，火炎上而动其痰"的观点。案 1 为典型眩晕实证，病机为肝火上扰、痰浊致眩。患者为老年女性，在治疗时要补泻兼顾，清泻上炎之肝火，化痰降浊，同时考虑年老肾虚，加太溪穴补肾，取清上补下之义。神庭、本神、四神聪三穴合称"头三神"，三穴共同起到调神志、运行头部气血的作用，是著名针灸学家杨甲三教授治疗心脑、神志、情绪疾病的常用配方。风池为足少阳经和阳维脉之会，风邪蓄积之所，有平肝潜阳、祛风散邪的作用，风府具有通关开窍之功，配中脘、鸠尾、足三里、丰隆，可健脾化痰、解郁开窍。针刺风池、风府及"头三神"穴，调节神志，运行头部气血，中脘、天枢、足三里、丰隆等穴主要调节中焦气机，健脾化痰，同时配太溪穴兼以补肾，达到攻补兼施、顾全大局的目的。

案 2 为典型颈椎病引起的眩晕，患者职业需长期伏案，颈肩部长期劳损引发颈项强痛，进而阻滞气血向头面清窍上行，出现眩晕、眠差早醒等症状。故结合患者工作生活习惯等病因，以治疗颈椎不适为主，疏通颈部气血，达到缓解眩晕症状的目的。因颈椎病引起的眩晕，临证时要注意诊察患者颈部压痛及结节等阳性表现，针灸治疗 1 ～ 2 次即可奏效。

二、中风后遗症

1. 概述

中风是以突然晕倒、不省人事，伴口角㖞斜、语言不利、半身不遂，或不经昏仆仅口㖞、半身不遂为临床表现的疾病。因发病急骤，症见多端，病情变化迅速"如矢石之中的，若暴风之疾速"，与"风性善行而数变"之特征相似，故名中风、卒中。根据病情轻重和病位深浅可将中风分为中经络和中脏腑。一般无神志改变，表现为不经昏仆而突然发生口眼㖞斜、语言不利、半身不遂等症者，属中经络；而伴有神志改变表现的属中脏腑。中风有外风和内风之分，外风因感受外邪所致，在《伤寒论》中名曰中风；内风属内伤病证，又称脑卒中、卒中等。现代一般称中风，多指内伤病证的类中风，多因气血逆乱、脑脉痹阻或血溢于脑所致。本病发病率和死亡率较高，常留有后遗症。中风后遗症多有不同程度的认知、运动及语言功能障碍，对患者生活质量等造成严重影响。

2. 病因病机

本病多是在内伤积损的基础上，复因劳逸失度、情志不遂、饮酒饱食或外邪侵袭等触发。素体阴亏血虚或年老体衰，肝肾阴虚，导致阴虚阳亢，气血上逆，蒙蔽神窍，而发为中风；或因劳倦过度，导致气阴耗伤，易使阳气暴张，引起气血上逆，阻遏清窍；或因嗜食肥甘厚味或辛辣之物，或饮酒过度，导致脾失健运，聚湿生痰，痰湿化热而生风，风火痰热内盛，走窜经络，导致经络受阻；或因平素情志不畅，忧郁恼怒，气郁化火，则肝阳暴亢，引动心火，气血上冲于脑，脑窍闭塞而致昏仆不省人事；在气候突变之际，风邪乘虚而入，若此时体内气血不足，脉络空虚，则外风易引动内风，而致口眼㖞斜、半身不遂等症。

3. 辨证论治

（1）风痰阻络证

证候：口眼㖞斜，舌强语謇或失语，半身不遂，肢体麻木，苔滑腻，舌暗紫，脉弦滑。

治法：祛风化痰，行瘀通络。以督脉、足少阳胆经、手厥阴心包经为主。

针灸处方：百会、四神聪、风池、内关、水沟、丰隆等。

中药处方：半夏白术天麻汤加减。

（2）气虚络瘀证

证候：肢体偏枯不用，肢软无力，面色萎黄，舌质淡紫或有瘀斑，苔薄白，脉细涩或细弱。

治法：益气养血，化瘀通络。以督脉、足少阳胆经、足阳明胃经为主。

针灸处方：百会、四神聪、风池、气海、血海、足三里等。

中药处方：补阳还五汤加减。

（3）肝肾亏虚证

证候：半身不遂，肢体僵硬，拘挛变形，舌强不语；或偏瘫，肢体肌肉萎缩，舌红，脉细，或舌淡红，脉沉细。

治法：滋养肝肾。以督脉、足少阳胆经、足太阴脾经为主。

针灸处方：百会、四神聪、风池、足三里、悬钟、太溪等。

中药处方：左归丸合地黄饮子加减。

4. 临床案例

案1

舒某，女，68岁。2021年1月5日初诊。

主诉：双上肢活动障碍 1 月余。

证候：患者于 2 个月前在家中突发头痛、头晕，恶心欲吐，随后双上肢抬举无力，言语不利，呼之能应。经某医院治疗，病情平稳。CT 诊断：蛛网膜下腔出血。住院保守治疗，头痛、头晕消失，言语较前流利，双上肢仍抬举无力，右肩部疼痛，双手浮肿，不能握拳。睡眠尚可，大便不成形，舌下瘀络明显，苔白腻，脉弦，时有结代。

西医诊断：脑卒中后遗症。

中医辨证：中风后遗症（痰瘀阻滞证）。

治法：益气活血，化瘀通络。

治疗过程：右肩部皮肤触之拘紧僵硬，肩髎、天宗处有明显瘀络。采用点按弹拨法诊察患者肩髎、天宗穴，穴位处压痛明显。肩髎、天宗严格消毒后刺络拔罐，起罐后针右侧肩髎、肩髃、肩贞、肩中俞、肩外俞，不留针。同时嘱患者上举、背伸右侧上肢。针灸治疗处方选用风池、百会、四神聪、本神、神庭、合谷、阳谷、曲池、八邪、足三里、三阴交、头针顶中线及运动区中2/5。风池穴针尖朝喉结的方向（即朝前下 45°角）刺入，进针 1.5 寸，施小幅度捻转补法。四神聪、百会、本神、神庭及头针采用杨甲三教授的单手连续压式进针法，即右手拇指、食指持针，中指扶持针身，无名指、小指紧压旁皮肤，针尖轻点于穴上，令针身与皮肤约成 16°角，利用指力、腕力迅速将针刺入皮下，再紧压数下，边压边进，待刺入帽状腱膜下 1.0～1.5 寸后，快速捻转 1～2 分钟，同时嘱患者活动双上肢并行双手握拳、伸指运动。足三里、三阴交针用补法。留针 20 分钟。每周 1 次。其余诸穴采用平补平泻法。

中药处方：竹茹 10g，陈皮 10g，茯苓 15g，炒枳壳 10g，郁金 8g，石菖蒲 12g，泽泻 8g，丹参 20g，葛根 8g，桑枝 9g，鸡血藤 10g，菊花 10g，枸杞子 9g，桑寄生 16g，生磁石（先煎）30g，钩藤 12g，怀牛膝 10g。

共 7 剂，水煎服，日 1 剂。中药取行瘀通络、补益肝肾之效。

2021 年 1 月 19 日，治疗 2 周后，患者上肢活动较前改善，右肩部疼痛好转，关节活动度已有明显改善。右侧肩髎、天宗处瘀络消失，压痛感不明显。但仍大便溏薄，苔薄黄，脉弦浮大。故针灸治疗在原方基础上加中脘、天枢、气海，针用补法，留针 20 分钟。起针后用王不留行籽贴压耳穴指、腕、肩、神门、大肠、脾、三焦。嘱患者每日按揉 3 次，每次 20 下。嘱患者双手每日行握拳、伸指运动 200 次。

中药原方再服 7 剂。

2021 年 1 月 26 日，患者双上肢较前有明显改善，右肩部疼痛缓解，活动自如，二便调，但右手仍浮肿、僵硬，脉弦浮，苔薄黄。将患者右手井穴严格消毒后，三棱针点刺出血。针灸治疗处方同前，并嘱患者双手每日行握拳、伸指运动 200 次。

起针后患者右手浮肿消失，触之柔软，抓握有力。诸症较前明显改善。

案 2

艾某，男，53 岁。2017 年 4 月 1 日初诊。

主诉：右侧肢体活动不利伴吞咽困难、言语不利 1 年余。

证候：患者既往有高血压、高脂血症病史，平素偏食油腻之品，性情急躁。就诊时症见右侧肢体活动不利，言语謇涩，吞咽困难，声音嘶哑，饮水呛咳，喉中时有痰涎，色白，小便正常，大便 1 ～ 2 天一次，黄色软便。舌暗红，苔白厚腻，脉弦滑。查体：血压 135/80mmHg，神清，精神欠佳，言语含糊，咽反射存在，右侧肢体肌力 3 ～ 4 级，巴宾斯基征阳性，洼田饮水试验 2 级，标准吞咽功能 SSA 评分 41 分。

西医诊断：假性球麻痹。

中医辨证：中风后遗症（风痰阻络证）。

治法：祛风化痰，通咽利喉。

治疗过程：针灸治疗处方选用百会、四神聪、本神、神庭、风池、风府、完骨、翳风、舌体三针、通里、丰隆等。百会、四神聪、本神、神庭采用杨甲三教授的单手连续压式进针法，即右手拇指、食指持针，中指扶持针身，无名指、小指紧压旁皮肤，针尖轻点于穴上，令针身与皮肤约成 16°角，利用指力、腕力迅速将针刺入皮下，再紧压数下，边压边进，直至刺入帽状腱膜下 1.0 ～ 1.5 寸后留针。通里穴采用杨氏单手捻压式泻法进针，即如上法持针，令针身与皮肤垂直，利用指力、腕力边压边捻进针，捻针时拇指向后，食指向前，直至刺入约 1 寸后留针。风池、风府、完骨、翳风针尖朝喉结的方向（即朝前下 45°角）刺入，进针 1.5 寸，施小幅度捻转补法，以咽喉部有胀麻感为佳，持续捻转 1 ～ 3 分钟；舌体三针分别从舌体两侧近舌根部向对侧透刺 2 针，再从金津、玉液连线中点向舌根方向深刺 2 ～ 3 寸。针刺时，取消毒纱布一块，拽住患者舌体，针刺行强刺激，当患者喊"啊"时起针。通里、丰隆用泻法。留针 20 分钟，每周针灸治疗 2 次。

2017 年 4 月 12 日，经治疗 2 次，患者呛咳消失，发音较前稍有缓解，刻下右侧手脚发凉、无力，行走不稳。舌暗红，苔薄黄，脉沉细。继上法治疗。加阳陵泉、解溪、绝骨、丘墟平补平泻。使用 2 号标准百笑灸筒，温针灸曲池、外关、足三里。起针后用王不留行籽贴压耳穴指、腕、肩、肘、踝、膝、食管、上耳根、下耳根等，嘱患者每日按揉 3 次，每次 20 下。起针后即见患者右侧手脚转温，活动稍有改善，发音较前清晰。

2017 年 4 月 29 日，治疗 3 次后，患者精神已振，声音较前洪亮，吞咽功能好转，可经口进食少许流质食物，但进食、饮水慢，言语欠流利，吐字较前清楚，右侧肢体乏力减轻，可独立行走。洼田饮水试验 5 级，标准吞咽功能 SSA 评分 21 分。舌暗红，苔白稍腻，脉弦。继予上法治疗。

5. 按语

针灸治疗中风后遗症疗效确切。在治疗过程中通过头针对相关穴位进行刺激，可改善脑组织供血供氧，扩张血管，加快血液流动，并可促进病变区功能恢复，改善认知功能。加之配合对病变一侧肢体相关穴位的刺激，可进一步缓解病情，有利于日常生活能力的提高。神庭、本神、四神聪为"头三神"，是著名针灸学家杨甲三教授治疗中风的经验穴。脑为元神之府，督脉入络脑，百会为督脉穴，可调神导气。配合"头三神"可促进血液循环，从而改善出血部位的血液运行，以达到醒神开窍，疏通四肢经络，改善上肢运动功能的作用。手八邪可通络止痛，改善双手运动功能。风池可调理头部气机，祛风通络。案 1 中患者上实下虚，在上为痰湿壅盛，瘀血阻滞，在下为肝肾亏虚，气血衰少。故用杨甲三教授治疗中风上实下虚的经典组方，合谷、阳谷、曲池以清上，三阴交、足三里以补下。同时配合中药以助针灸之功。针药并用，以求速效。

针灸治疗中风后失语主要以舌针为主。舌与各脏腑经络关系密切，舌针有疏通经络、调节脏腑功能、扶正祛邪、调整阴阳的作用，若经络气血通畅，舌体得到气血的濡养，则有助于语言功能的恢复。在案 2 中，"舌体三针"位于舌体，两穴在舌体两侧近舌根部，一穴在金津、玉液连线的中点，此 3 穴正当舌体根部，与舌体运动关系密切，可起到开窍活络之功。言语的准确表达与"神"的关系密切，"脑为元神之府"，配合"头三神"之四神聪、本神、神庭可醒神利窍、调畅气血，加之通里通利咽喉，舒舌理气。风池穴是阳维脉与足少阳胆经的交会穴，而胆经与肝经互为表里，足厥阴肝经循行喉咙之后，故针刺风池穴可以调肝息风、豁痰利咽。完骨穴是足太阳膀胱经与足少阳胆经的交会穴，刺之可通利咽喉，开窍醒神。诸穴合用，达到舒筋活络、开窍启闭之效。

（刘津艺整理）

三、失眠

1. 概述

失眠在中医也称为"不寐""目不瞑""不得眠"或"不得卧"，主要因为睡眠时间或深度不足，导致无法有效消除疲劳，恢复人体的精神活力。轻者常表现为入睡困难，或寐而不酣、时寐时醒，或醒后不能再入睡，重者彻夜不眠。《灵枢·大惑论》记载："卫气不得入于阴，常留于阳。留于阳则阳气满，阳气满则阳跷盛，不得入于阴则阴气虚，故目不瞑矣。"故中医认为阴阳失调导致的"阳不入于阴"是造成失眠的主要原因之一，《素问·逆调论》曰："胃不和则卧不安。"指出脾胃失和也会导致失眠。因此，造成失眠的原因十分复杂，与阴阳、气血、脏腑的失调皆有关系，临床必须仔细诊察辨证，起效后仍要坚持治疗，才能维持疗效。

2. 病因病机

《医宗必读》将失眠的原因概括为气盛、阴虚、痰滞、水停、胃不和五个方面，其中气盛、痰滞偏实证，阴虚则偏于虚证，当然也可能出现虚实夹杂的情况。比如情志不畅日久，思虑过度，五志过极，气郁化火，进而暗耗心血，损伤脾胃，造成气血生化不足，无以奉养心神而不眠。又如长期饮食不节，脾胃受损，宿食内停，滋生痰浊，阻滞中焦气机循环，导致痰热上逆，扰动心神而失眠。还有由于病后、年老、先天禀赋等原因，使得人体阴血亏虚、阳气独亢，进而水火不济，心肾失交而神浮动不眠。由此可见，诸如情志、饮食、气血亏虚等因素皆会使五脏受损，气血失和，阴阳失调，进而导致失眠。因此失眠的主要病位虽然在心，但与肝、胆、脾、胃、肾皆有十分密切的关系，而且证型之间也经常互相兼夹，必须仔细辨证与整体调理才能达到较好的疗效。

3. 辨证论治

（1）肝郁化火证

证候：平时情绪波动较大，急躁易怒，睡眠时间短，病情容易随着情绪起伏加重或变化，口苦咽干，头胀目赤，口渴喜饮，胸胁胀痛，大便干燥，小便黄赤，舌边尖偏红，苔黄，脉弦数。

治法：清肝泻火，镇定安神。

针灸处方：四神聪、神庭、本神、背心五穴为主，配风池、间使、太冲、行间等。

中药处方：龙胆泻肝汤加减。

（2）痰热内扰证

证候：嗜食肥甘厚腻，经常胸闷脘痞，痰多嗳气，吞酸恶心，头重目眩，口干口黏，排便黏腻不爽，舌苔黄腻，脉滑数。

治法：清化痰热，和中安神。

针灸处方：四神聪、神庭、本神、背心五穴为主，配中脘、内关、足三里、丰隆、公孙等。

中药处方：黄连温胆汤加减。

（3）心肾不交证

证候：心烦难寐，心悸不安，手脚心或心口容易发热，头晕耳鸣，腰酸健忘，口干喜饮，舌红少津，苔少，脉细数。

治法：滋阴降火，交通心肾。

针灸处方：四神聪、神庭、本神、背心五穴为主，配鸠尾、太溪、肾俞、大陵、神门、命门等。

中药处方：六味地黄丸、交泰丸加减。

（4）心脾两虚证

证候：多梦易醒，心悸健忘，头晕目眩，肢疲神倦，饮食无味或纳差，面色少华，舌淡或胖大，脉细弱。

治法：补益心脾，养血安神。

针灸处方：四神聪、神庭、本神、背心五穴为主，配脾俞、胃俞、关元、气海、足三里、神门等，关元、气海、足三里可加灸。

中药处方：归脾汤加减。

4. 临床案例

案 1

赵某，女，51 岁。2019 年 11 月 16 日初诊。

主诉：睡眠易醒，入睡慢。

证候：患者自述经常寐而易醒，入睡时间长。现口干，脉右寸、关滑大，左沉细，余无不适。

西医诊断：失眠。

中医诊断：不寐。

辨证：肺胃不降，阴阳失调。

治法：清降肺胃，调和阴阳，安神助眠。

治疗过程：此患者的主要症状是睡眠易醒和入睡慢，此外还有口干的表现。先诊其脉发现右寸、关滑大，左沉细，中医认为"右脉主气，左脉主血"并以"左升右降"为正常的气血升降循环规律。而此患者的右侧寸、关滑大，表示右侧的肺胃之气无法潜降，同时左脉较为沉细，还伴有口干症状，以上皆是体内阴液不足的表现，故诊断此患者的失眠是由于肺胃不降、阴阳失调所导致。接着再为患者进行背部的经络诊察后发现，其背心第五胸椎处（ T_5 ）有明显压痛，故针灸处方：背心五穴，以调节阴阳，脊柱处穴位直刺，脊柱两侧的穴位向脊柱方向斜刺，留针 20 分钟。后续建议每周针灸治疗 2 次。

2019 年 11 月 20 日，患者自述针刺当晚睡眠改善，次日，效果稍减，但口干改善明显。诊其脉见右侧关滑，左侧沉细。继以背心五穴为主方，加合谷穴直刺，留针 20 分钟。

2019 年 11 月 23 日，患者反馈上次针刺治疗后诸症改善明显，遂维持原方继续治疗。

坚持治疗一个月，痊愈。

案 2

于某，女，53 岁。2016 年 7 月 27 日初诊。

主诉：入睡困难伴抑郁 1 月余。

证候：患者自述 1 个月前开始出现入睡困难的症状，平时情绪容易抑郁、焦虑。现情绪抑郁，焦虑不安，胸脘痞满，大便调，苔厚腻。

西医诊断：失眠。

中医诊断：不寐。

辨证：肝郁脾虚，痰热内扰。

治法：疏肝健脾，清热化痰，安神助眠。

治疗过程：由于长期失眠导致患者出现明显的抑郁和焦虑情绪，从中医角度看，这属于神志方面的问题，所以先令其俯卧，进行相关的经络诊察。首先患者的头部出现明显的压痛，尤其是在两侧的风池穴处，接着从颈椎处逐一向下按压，患者的颈部肌肉虽然明显僵硬，但一直到第二胸椎（T_2）附近才开始出现酸痛感，特别是在第五胸椎（T_5），也就是心俞穴处有强烈难忍的刺痛反应，过第六胸椎（T_6）后反应减轻，直到第十一胸椎（T_{11}）即脾俞处则有明显的酸胀感，接着反应又逐渐往下递减。针灸处方：四神聪、风池、背心五穴、脾俞、胃俞，留针 20 分钟。后续建议每周针灸治疗 2 次。

2016 年 8 月 3 日，患者自述针刺后睡眠改善，但晨起略感口苦，故针刺处方同前，再搭配中药调理。

中药处方：清半夏 10g，竹茹 10g，茯神 15g，珍珠母（先煎）15g，制远志 10g，地骨皮 10g，银柴胡 10g，盐知母 10g，秦艽 10g，炒酸枣仁 20g，烫枳实 10g，木香 6g，陈皮 10g，炒白术 10g，白芍 15g，当归 12g，酒女贞子 15g，墨旱莲 15g。共 7 剂，水煎服，日 1 剂。

患者二诊时出现口苦，而苦为心之味，表示患者体内的痰浊郁久化热，导致胆火上逆，扰动心神。故以温胆汤为基本方，先健运脾胃，清化痰热，祛除痰邪，再辅以柔肝养阴、镇静安神的扶正药物，使中焦气机调畅，水火相济，心神得安。

2016 年 8 月 6 日，患者自述针药并用后，睡眠改善，诸症缓解。

故此次复诊守方继进，同时嘱咐患者坚持治疗，以巩固疗效。

5. 按语

中医认为心主神明，为五脏六腑之大主。心脏犹如一国之君，心神的安定能使五脏六腑的气血阴阳平衡，对养生和治病都有关键作用，此外心神的安定也与人体的睡眠质量有十分密切的关系。由于心在五脏阴阳分类中属于太阳，而睡眠其实是人体"阳入于阴"之后产生的生理现象，所以中医治疗失眠大多会采用养心安神、滋阴潜阳的方法，来帮助阴阳的相交与和谐。

中医称头为"诸阳之会"，是"人神所注"之处，而督脉的主干贯通背部又上通于脑，总司人体的诸阳之气，故头部及督脉的穴位在治疗失眠的过程中有关键作用。由于这两位患者长时间受失眠的困扰，导致身心都处于十分疲乏且焦虑的状态，所以我们除了关注其失眠问题，还必须安抚其情绪，才能达到中医整体调理及治病求本的目的，这就是所谓的"养生先养心，治病先治神"。

在针灸治疗中，凡是穴位名称中带有"心""神""灵"等字眼的穴位，都具有调节心神的作用，能安定心神，进而调和五脏六腑的阴阳气血，起到镇定促眠的效果。四神聪位于百会四周旁开各二寸半的位置，犹如镇守阳气的四个神兽，是治疗失眠、健忘、眩晕、头痛等与脑部相关疾病的经验效穴，失眠患者常在此处出现压痛或阳性反应。风池穴位于脑后两侧，为足少阳胆经与阳维脉的交会穴，别称"热府"，表示胆经的气血到此处会受热胀散为阳热风气，所以当人体的气机升降失调，使火热之气上逆，也会导致此穴出现明显胀痛或压痛点。

背心五穴是赵百孝教授在临床实践多年后发现的关键"调神五穴"，主要位于$T_3 \sim T_7$节段之间，大概以T_4、T_5为中心再向其偏上或偏下一节段延伸扩展的区域，临床可于最疼痛的节段及其上下左右旁开的背俞穴各取五穴施针或艾灸，对于治疗失眠或神志相关疾病有很好的疗效。此患者正好在第五胸椎（即神道穴）出现明显刺痛，故以此为中心，向其上下左右旁开各取一穴，也就是神道（T_5）、心俞、第四椎下（T_4，无穴名）、灵台穴（T_6），共五穴进行针刺。神道穴可以理解为"神气通行之道"，加上脊柱本身又对应人体的阳脉之海——督脉，而阳气专司能量气化之神机，所以对于一些精神情志疾病，比如失眠、焦虑、抑郁、健忘等，大多会有特殊的治疗效果。

在第五胸椎（T₅）左右旁开 1.5 寸为心俞穴，这里对应人体心脏的解剖位置，中医认为这是心之气输注于背部的穴位，也是临床诊治心系疾病的重要腧穴。通常心脏有问题的患者，都会在此处出现压痛、结节、条索，或是其他的阳性反应。另外，心俞也属于足太阳膀胱经的腧穴，足太阳膀胱经为走行路线最长的阳经，而心在五脏阴阳的分类中属太阳，故心阳失常导致的失眠、心悸、心痛、胸闷，甚至是癫痫、痫病、郁病等，也都能从此穴着手调理。第五胸椎直下为灵台穴，《庄子·桑庚楚》有注文："灵台者，心也。"古代设有灵台，为君主宣德布政的地方，中医认为心为君主之官而神明出焉，故灵台穴也可以用于调治心神异常导致的疾病。

背心五穴也可用艾灸取代针刺，操作方法同样以神道穴为中心，但要往上下间隔一椎再取穴，也就是上取第三椎（T₃）之身柱，下取第七椎（T₇）之至阳。身柱位于督脉，上接颠顶，下通背腰，平齐两肩，具有人身梁柱之用也。而至阳之至为"极"之意，人身以背为阳，横膈以上为阳中之阳，督脉由下而上，到达此部为阳之极，正好对应"心为太阳"的属性。因此用神道、心俞，再搭配身柱、至阳的背心调神五穴，能协调阴阳，通利上中二焦的气机，进而治疗胸部心肺及神志方面的疾患。

脾俞和胃俞皆属于背俞穴，背俞穴为五脏六腑之气输注于背部的穴位，所以背俞穴也经常用于诊断相关脏腑的疾病，并可治疗脏腑虚损的证候。由于患者的脾俞位置出现压痛反应，再加上临床也有脘痞纳差的脾胃失调症状，故能酌加取用以扶助正气，加强祛除痰邪，同时恢复中焦气机升降的功能，促进心肾相交，使阴阳调和。

（黄薰莹整理）

四、抑郁症

1. 概述

抑郁症又称抑郁障碍，以显著而持久的心境低落，思维迟缓，意志活动减退，认知功能损害，躯体不适为主要临床特征，是心理障碍的主要类型。

临床可见与其处境不相称的心境低落，从闷闷不乐到悲痛欲绝，甚至悲观厌世，可有自杀企图或行为；部分患者有明显的焦虑和运动性激越；严重者可出现幻觉、妄想等精神症状。每次发作持续至少2周以上，长者可达数年，多数患者有反复发作的倾向，每次发作大多可以缓解，部分可有后遗症或转为慢性。

抑郁症属于中医学"郁证"的范畴，郁证是以心情抑郁，情绪不宁，胸部满闷，胁肋胀满，或易怒喜哭，或咽中如有异物哽塞等为主症的一类病证。古代文献中记载的"梅核气""脏躁""百合病"等都属本病范畴。

2. 病因病机

郁证的病因总属情志所伤，《素问·阴阳应象大论》曰："人有五脏化五气，以生喜怒悲忧恐。"五脏所化五气即"五志"（怒、喜、思、悲、恐），心在志为喜，肺在志为忧，脾在志为思，肝在志为怒，肾在志为恐。郁证始于脏腑所主七情过极，刺激过于持久，超过机体的调节能力，导致情志失调，尤其是悲忧恼怒最易导致本病发生，而后伤及脏腑气血阴阳，导致脏腑功能异常，气机逆乱，阴阳不合以致发病。肝失条达，疏泄失常，引发气滞。故本病与肝关系最为密切，其次涉及心、脾、肾。基本病机是气机郁滞，脏腑阴阳气血失调。另外，素体肝旺，或体质虚弱，复加情志刺激，肝郁抑制脾胃运化，日久气血不足，心脾失养，或因气郁化火而暗耗营血，阴虚火旺，心神被扰，皆可引发本病。

3. 辨证论治

（1）肝气郁结证

证候：精神抑郁，情绪不宁，胸部满闷，胁肋胀痛，痛无定处，脘闷嗳气，不思饮食，大便不调，舌苔薄腻，脉弦。

治法：疏肝解郁，理气畅中。

针灸处方：以督脉、足太阳膀胱经和任脉为主。以背心五穴、巨阙、膻中为主，配期门、肝俞等，浮络明显者可刺络放血。

中药处方：柴胡疏肝散加减。

（2）痰气郁结证

证候：精神抑郁，胸部闷塞，胁肋胀满，咽中如有物梗塞，吞之不下，咯之不出，苔白腻，脉弦滑。《医宗金鉴》将本证称为"梅核气"。

治法：行气开郁，化痰散结。

针灸处方：以督脉、足太阳膀胱经和任脉为主。以背心五穴、十二原穴、鸠尾、膻中为主，配丰隆、中脘等，可加灸。咽部异物哽塞感明显者加天突、照海。

中药处方：半夏厚朴汤加减。

（3）心神失养证

证候：精神恍惚，心神不宁，多疑易惊，悲忧善哭，喜怒无常，或时时欠伸，或手舞足蹈等，骂詈喊叫，舌淡，脉弦。《金匮要略·妇人杂病脉证并治》称为"脏躁"。

治法：理气解郁，养心安神。

针灸处方：以任脉和手少阴心经为主。以十二原穴、鸠尾、膻中为主，配通里、心俞等，可加灸。

中药处方：甘麦大枣汤加减。

（4）肝肾亏虚证

证候：情绪不宁，急躁易怒，眩晕耳鸣，目干畏光，心悸不安，五心烦热，盗汗，口咽干燥，舌干少津，脉细数，为肝肾亏虚。

治法：滋阴养精，补益肝肾。

针灸处方：以督脉、足太阳膀胱经和任脉为主。以背心五穴、十二原穴、鸠尾、膻中为主，配肝俞、肾俞等。

中药处方：滋水清肝饮加减。

4. 临床案例

案1

杨某，男，33岁。2020年8月5日初诊。

主诉：焦虑抑郁月余。

证候：自诉因工作压力大引发焦虑抑郁，悲观易哭，常感疲劳。现纳食可，睡眠可，时有口苦，口唇发暗，手脚冰凉，背部有色斑，小便不利，脉左关尺弱，右寸弱尺弦。

西医诊断：抑郁症。

中医诊断：郁证。

辩证：气滞血瘀，肝肾亏虚。

治法：疏肝解郁，理气安神。

治疗过程：对患者先行经络诊察，望诊可见患者口唇发暗，背部有色斑，提示患者气血瘀滞，睡眠质量不佳；继而触诊点按背心五穴区，检查时选用拇指或食指、中指的指腹或指甲进行点按穴位或局部深层肌肉部位，力度由轻到重，动作柔和缓慢，结合自身指下感觉，并观察患者的表情，细心查找神道穴（T_5）和以神道穴为中心点的上下左右四穴是否出现异常压痛反应，不同穴位之间注意保持同样的压力；治疗以针刺为主，辅以中药。

针灸处方：四神聪、背心五穴、膻中、鸠尾、巨阙、神门、太冲、京骨。刺法：鸠尾、巨阙长针直刺 1.5～2 寸，行泻法，不留针。膻中、四神聪平刺 0.5～0.8 寸，行泻法，背心五穴直刺 0.5～1 寸，行泻法，神门、京骨直刺 0.3～0.5 寸，太冲直刺 0.5～1 寸，均行补法，每次留针 30 分钟，一周针 2 次；针刺后配合耳穴贴压，取心、皮质下、肝、内分泌、神门等，嘱患者每日按揉刺激 3 次，每次 20 下，自然脱落后再行贴压。

中药处方：党参 15g，丹参 20g，苦参 8g，石苇 10g，当归 12g，白芍 12g，炒白术 15g，醋香附 12g，川芎 6g，炒莱菔子 10g，炒酸枣仁 12g，生牡蛎 20g，薤白 10g，生地黄 12g，生杜仲 10g，桑寄生 16g，怀牛膝 10g。共 6 剂，水煎服，每日 2 次。此方重用补气养血药培补中焦，调畅气机，以达健脾温肾、理气活血、养心安神之功。

2020 年 8 月 8 日，患者自述针后症状有改善，背心五穴压痛减轻，仍有疲劳感，脉右寸弦，加刺十二原穴。

2020 年 8 月 15 日，患者自述针后诸症明显改善，背心五穴压痛明显减轻，背部色斑变淡，仍有疲劳感，脉较前有力，右寸弱。针十二原穴。

案 2

郭某，女，41 岁。2017 年 3 月 11 日初诊。

主诉：情绪抑郁伴睡眠不佳 2 年余。

证候：服用抗抑郁药期间睡眠质量不佳。月经量少，周期规律，行经

3～4天（2013年子宫肌瘤微创手术史），乳腺增生，体格正常。现纳食可，舌红，舌尖尤甚，脉细而滑。

西医诊断：抑郁症。

中医诊断：郁证。

辩证：心神失养。

治法：理气解郁，化痰清心。

针灸处方：本神、四神聪、神庭、膻中、鸠尾、神门、冲阳、太冲、丰隆。

刺法：头部腧穴和膻中平刺0.5～0.8寸，平补平泻。鸠尾长针直刺行泻法，技巧是不要留针，进针后即出针。进针3寸后，患者会出现向左胁下走窜的针感。神门、冲阳（注意避开动脉）直刺0.3～0.5寸，太冲直刺0.5～1寸，均行补法，丰隆直刺1～1.5寸行泻法，每次留针30分钟，一周针2次；针刺后配合耳穴贴压，取心、枕、皮质下、肝、神门等，嘱患者每日自行按揉3次，每次20下，自然脱落后再行贴压。

中药处方：清半夏12g，竹茹10g，茯苓15g，炒白术12g，当归9g，麦冬15g，石菖蒲9g，制远志6g，郁金10g，陈皮9g，百合15g，醋香附12g，炒栀子10g，醋五味子5g，炒枳壳9g，柴胡9g，生姜6g。6剂，水煎服，每日2次。此方在温胆汤基础上化裁而来，能豁痰开窍，不寒不燥，共奏疏肝解郁，养血清心安神之功。

2017年3月13日，患者自述治疗后背后觉轻松，睡眠较前改善，背心五穴压痛减轻，舌尖红，继上法。

5. 按语

本病在针灸治疗前要注重经络诊察，主要以望诊和触诊为重点。望诊先要望皮肤，皮肤作为机体抵御外邪的第一道防线，与脏腑有着极为密切的关系。患者的脏腑出现相关病变时，可通过经络传导至体表皮肤，从而出现相应的色泽变化。睡眠障碍的患者在其后背处常出现散在小丘疹，且整个后背皮肤色泽较腰部皮肤暗沉。继而视察浮络，肝气郁结患者的双侧第六肋间（期门穴附近）有明显散在的细小血络。

触诊重点为点按背心五穴区的阳性压痛点，这是本病针灸之前必不可少的重要环节。赵百孝教授认为，人体有两个枢纽，一个是脾胃，另一个是督脉。督脉是前后上下贯通的，在针灸治疗时具有枢纽作用，能调畅气机，贯通气血，改善神志症状。抑郁症患者在背心五穴多有压痛反应，且指下肌腱肌肉多为绷紧状态。肝气郁结证的患者，在诊察左胁处的期门穴时多有压痛，而对应肝脏解剖位置的右肋即右期门多没有压痛。

本神、四神聪、神庭穴对又名"头三神"，是杨甲三教授在治疗神志病时的经验穴；背心五穴是赵百孝教授在多年针灸临床实践中，结合经络诊察理论所总结出的穴区，常用于治疗郁证实证。具体指的是神道穴和以神道穴为中心点的上下左右四穴（左右两侧夹脊穴、T_4棘突下穴位、T_6棘突下灵台穴）。神道穴位于督脉，督脉入络脑，脑为元神之府，故善于治疗神志病。《灵枢·九针十二原》曰："五脏有疾，当取之十二原。"表明十二原穴善于调节五脏六腑相关疾病。十二原穴除治疗本经所主脏腑病证外，还能治疗神志类疾病。如太渊、神门、大陵、腕骨、合谷、太冲、冲阳、京骨，均有应用记载。赵百孝教授在治疗郁证虚证时常选用部分十二原穴来纠正患者的脏腑阴阳气血失调，从而取得安神定志的效果；巨阙为心之募穴；鸠尾为任脉络穴，膏之原；膻中为心包之募穴，八会穴之气会。《针灸问对》云："膻中、鸠尾、巨阙，心之宫城也。"三穴合用，可增强宁心安神、理气解郁的效果。

（张瑞整理）

五、头痛

1. 概述

头痛是以患者自觉头部疼痛为主症的病证，可单独出现，亦可见于多种急慢性疾病的过程中。殷商甲骨文中就有"疾首"的记载，《黄帝内经》称本病为"脑风""首风"。头痛的发作常与外感风邪，以及情志、饮食、体虚久病等因素有关。头痛部位可在前额、两颞、颠顶、枕项或全头部。疼痛性质可为跳痛、刺痛、胀痛、灼痛、重痛、空痛、昏痛、隐痛等。头痛发作形式可为突然发作，或缓慢起病，或反复发作，时痛时止。疼痛的持续时间可长可短，可持续数分钟、数小时或数天、数周，甚至长期疼痛不已。

2. 病因病机

《素问·风论》认为本病病因乃外在风邪寒气犯于头脑而致；《伤寒论》在太阳病、阳明病、少阳病、厥阴病等章节中较详细地论述了外感头痛的辨证论治；《三因极一病证方论》对内伤头痛有了较充分的认识，认为"有气血食厥而痛者，有五脏气郁厥而痛者"。本病病位在头，与手足三阳经和足厥阴肝经、督脉相关。基本病机是气血失和、经络不通或脑窍失养。外感头痛有明显的感受风、寒、湿等外感病史，伴有恶寒、发热、颈项强痛等外感症状。内伤头痛病因复杂，见于多种内科、五官及精神神经疾病。气血不足，清窍失荣以致气血亏虚头痛。湿邪闭阻中焦及头目，气机升降失司，水湿内壅引发湿郁头痛。肝气郁结，郁久化火上冲头目引起肝火头痛。外伤或久病入络，血瘀气滞，瘀血内停导致瘀血头痛。

3. 辨证论治

临床常根据头痛的部位进行辨证，痛处固定不移以经脉辨证为主，痛处不明确、不固定的以病因辨证为主。头痛病因错综复杂，辨证时应将经脉辨证与病因辨证结合起来。

（1）经脉辨证

证候：阳明头痛以前额、眉棱骨、鼻根部为主。少阳头痛在侧头部，多见于单侧。太阳头痛在后枕部，或下连于项部。厥阴头痛在颠顶部，或连于目系。

治法：疏调经脉，通络止痛。

针灸治疗：按部位局部选穴和远端循经选穴。阳明头痛选上印堂、头维、内庭、合谷。太阳头痛选玉枕、后顶、昆仑。少阳头痛选悬厘、率谷、足临泣、外关。厥阴头痛选四神聪、太冲。头痛连及颈项者，多有手太阳、手少阳经筋的病变，取局部及风池、风府附近的压痛点及远端的后溪、中渚，配合颈项部拔罐。

（2）病因辨证

外感头痛起病急，病程短，病邪浅，头痛较剧，外感表证明显。临床以风寒、风热证多见，外湿很少单独侵袭头目，常与风寒之邪夹杂。外感头痛多居于肌腠及太阳、阳明经脉。选穴以头部的风穴、手阳经及督脉穴位为主。

①风寒证

证候：以风寒侵袭太阳经脉为多见，主症为头项强痛，其痛如破，恶风畏寒，口不渴，苔薄白，脉多浮紧。

治法：疏风散寒解表。

针灸处方：风池、风府、风门、后溪、束骨，可加温针灸或艾灸。

②风热证

证候：以风热邪气侵袭手阳明、手太阴经脉为多见，主症为头目胀痛而热，或见咽痛、咳嗽，口渴欲饮，舌红苔黄，脉浮数。

治法：疏风散热解表。

针灸处方：风池、头维、大椎、合谷、列缺、曲池。

③风湿证

证候：除风寒头痛的表现外，兼见头重如裹，疼痛部位弥散，头部肌肉酸痛，肢体困重，胸闷纳呆，苔白腻，脉濡。

治法：疏风散寒，解表化湿。

针灸处方：风池、风门、合谷、列缺、曲池，可加温针灸或艾灸。

内伤头痛发病较缓，多伴头晕，时发时止，病程长，病位深，痛势较缓，疼痛部位一般较为固定或规律性移动，但随着病情的发展，也可表现为剧烈持续性疼痛。选穴时应头部与远端相结合，远端穴位以足阳经穴为主，配合手阳经和其他经穴。治疗方法也要因病而异，灵活多样。

④气血虚证

证候：头内空痛，痛势绵绵，兼头晕，神疲乏力，面色无华，劳则加重，舌淡苔白，脉沉细而弱。

治法：补气养血，和络止痛。

针灸处方：以中脘、足三里、气海、百会为主，清阳不升者，可艾灸百会、足三里以升举阳气。

⑤湿郁证

证候：头痛而重，如蒙似裹，昏蒙不清，兼脘腹痞满，呕吐痰涎，舌胖大边有齿痕，苔白腻，脉滑或弦滑。

治法：健脾化痰，降逆止痛。

针灸处方：以百会、三阴交、丰隆、列缺、四渎为主，痰浊明显者，配公孙、内关理气消痰。

⑥肝火证

证候：头目胀痛，好发于头侧部，兼目眩，烦躁易怒，面赤口苦，舌红，苔黄，脉弦有力。

治法：平肝潜阳息风。

针灸处方：风池、行间、足窍阴。

⑦瘀血证

证候：大多迁延日久，或头部有外伤史，痛处固定不移，痛如锥刺，舌紫暗，脉细涩。

治法：活血化瘀，通窍止痛。

针灸处方：采取局部放血或局部火针点刺。头痛兼见郁热，表现为面红目赤，疼痛呈波动性者，可根据经脉辨证在耳尖、印堂、太阳、百会及远端穴位刺络放血，或刺络拔罐，加强散热泄热之效。内伤头痛还可参考西医学的诊断结果予以对症配穴，如因青光眼所致者，深刺完骨，太阳穴点刺放血；抑郁症所致者，配印堂、间使、完骨、三阴交；高血压引起者，配风池、曲池、合谷、太冲；鼻窦炎引起者，灸神庭，针迎香、合谷等。

4. 临床案例

郭某，男，26岁。2020年8月15日初诊。

主诉：左侧偏头痛4年余。

证候：头痛每1～2周发作一次，每次持续2天以上，口服止痛药有效。现太阳穴处跳痛，口不苦，脉沉滑，左关滑甚，右关滑弦。

西医诊断：偏头痛。

中医诊断：头痛。

辩证：少阳头痛。

治法：疏通经络，活血止痛。

治疗过程：偏头痛多呈周期性发作，痛势剧烈，伴有明显的眼部和神经症状，顽固缠绵，在西方人群中十分常见。对患者行经络诊察，望诊见太阳穴处有跳痛，提示少阳头痛。触诊采用扪抚法，以温度适中的手掌扪抚患者项部及后背一段时间，感受皮肤的温度及变化，均属正常，排除外感因素。

针灸处方：风池、太阳、外关、足临泣。

刺法：风池穴向同侧眼睛方向刺约 1 寸，使针感传至头痛部位；太阳穴垂直稍向后刺约 0.5 ～ 0.8 寸；外关穴取同侧，直刺 0.3 ～ 0.5 寸，得气后将针尖稍转向肘的方向，采用催气法轻轻提插震颤，使针感向上传播，最好气至病所，到达头痛部位，或明显的向上臂方向感传；取对侧足临泣穴，直刺 0.3 ～ 0.5 寸。以上诸穴均行泻法，每次留针 30 分钟，一周针 2 次。针刺后配合耳穴贴压，取枕、颞、额、脑、神门等，嘱患者每日自行按揉 3 次，每次 20 下，自然脱落后再行贴压。

2020 年 9 月 9 日，经上述针灸治疗 2 周，患者自述头痛今日发作，左侧太阳穴尤甚，程度比以前轻，汗出，眼痛跳动，舌边红，苔白滑，脉弦滑。

中药处方：陈皮 10g，清半夏 8g，茯苓 15g，炒白术 15g，川芎 8g，藁本 8g，炒川楝子 8g，白芷 6g，烫枳实 8g，竹茹 12g，全瓜蒌 8g，蝉蜕 6g，炒僵蚕 6g，片姜黄 8g，酒大黄 3g，炒薏苡仁 12g，白豆蔻 6g，熟地黄 12g，生地黄 12g，怀牛膝 10g，醋香附 12g。7 剂，水煎服，每日 2 次。此方化湿和胃，行气活血，通络止痛。

2020 年 10 月 7 日，以上法治疗 4 周，患者自述 10 月 1 日疼痛一次，程度较前减轻，持续时间减为一天，痛时仍呕吐，平时头昏沉，睡眠少，二便调，脉滑，左寸关弦，左尺弱，针风池、外关、阴陵泉、尺泽，中药处方加天麻。

2020 年 10 月 31 日，继上法治疗 3 周后头痛发作间隔时间延长，患者自述昨日枕部刺痛，舌暗红，苔薄白，脉沉右尺滑，左关滑弦，针后行太阳穴放血。

2020 年 11 月 14 日，继上法治疗 2 周后，患者自述头未痛，上周稍有反应，自行放血后未发作，口不苦，大便一日 2 次，舌红苔薄，脉沉细，右滑。

5. 按语

本病在针灸治疗前要注重经络诊察，包括望诊和触诊。望诊重在望浮络，医者通过观察浮络的形状、大小及颜色，判断疾病的性质及所属脏腑的病变。临床常见偏头痛患者的太阳穴区皮肤组织轻微凸起，皮肤表面伴有微小静脉曲张。

触诊多用扪抚法，项部及后背部为大多数阳经所及部位，因此扪抚此处皮肤温度，皮肤有凉感，且患者自觉风池、风府处有进风样感，说明卫气不足而外感风寒邪气，临床上可艾灸风池、风府以温经散寒祛邪。扪抚法操作时医者手掌温度必须适中，以免影响诊断效果。再者，扪抚手势需规范，并保持一定的感受时间，以细心体会手下的触觉变化。

赵百孝教授在治疗偏头痛时多从少阳经论治，疗效可靠，临床颇有心得。风池属少阳经，为治风要穴；太阳穴为经外奇穴，属局部选穴；外关和足临泣均属八脉交会穴，二者常配伍以治疗头颈部疾病。部分患者在治疗过程中出现疼痛部位转移的现象，如头侧部疼痛消失，但疼痛出现在前额部，此时，外关、足临泣穴组疗效不佳，需改为印堂、阳白、合谷穴组方可取效。

全头不适者多属清阳不升，清窍失养，治疗应从调节全身气机升降出入着手；痛处固定不移者，多因局部或相关经脉受扰或阻滞不通，治疗应以循经取穴为主，兼顾病因辨证。痛处游走不定者，多属风邪外袭，或内风扰动，治以驱风疏风、养血息风，取头项部的风穴如风池、风府等治疗。若痛处相对固定，则可结合疼痛出现部位的先后，采取局部或循经取穴治疗。

若疼痛涉及多条经脉，则以头部涉及经脉的交会穴治疗为佳，如颔厌、悬厘、悬颅、率谷、头维等。同时，经脉交会处容易出现经气阻滞的现象，亦是头痛的易发部位。头痛久治不愈，如无热象，也可配合艾灸或温针以温通经络，提高疗效。外伤瘀血者，配合局部放血，以祛瘀止痛。邪滞日久，留于经筋者，常可在头部或相应的经筋部位出现筋结，压之疼痛，固定不移，治疗应在筋结处采用火针、粗针等行局部松解治疗，常可迅速取效。

（张瑞整理）

六、面痛

1. 概述

面痛是以眼部、面颊部出现放射性、灼烧样抽掣疼痛为主症的病证，又称"面风痛""面颊痛"。多发于 40 岁以上人群，女性多见。《名医别录》载："面上游风去来，目泪出，多涕唾，忽忽如醉。"《张氏医通》云："面痛……不能开口言语，手触之即痛，此是阳明经络受风毒，传入经络，血凝滞而不行。"《医林绳墨》曰："上攻头目，或连齿鼻不定而作痛者，此为风热之头痛也。"古代医家对面痛皆有所阐述。

面痛在西医学相当于三叉神经痛。三叉神经痛是临床常见的神经系统疾病，以三叉神经分布区反复出现短暂阵发性剧痛为主要表现，疼痛通常呈电击样、烧灼样、撕裂样或刀割样，多发于单侧，亦可双侧同时发病，分为原发性和继发性。疼痛发作时严重影响患者的生活质量。目前西医对于本病的发病机制尚不明了，临床以抗癫痫药、封闭治疗及手术治疗为主。

三叉神经分眼支（第 1 支）、上颌支（第 2 支）和下颌支（第 3 支），第 2 支、第 3 支同时发病者多见。一侧三叉神经完全损伤，则出现同侧面部皮肤及口腔、鼻腔黏膜感觉障碍，角膜反射消失；同侧咀嚼肌瘫痪、萎缩，张口时下颌偏向患侧。临床上三叉神经痛可涉及三叉神经某一分支或全部分支，压迫眶上孔、眶下孔或颏孔，可诱发患支分布区域的疼痛。

面痛是一种顽固的难治之症。它是一种由多种原因引起的，在三叉神经分布区反复发生阵发性的剧烈疼痛，而无神经感觉和运动神经传导功能障碍的疾患，目前尚无特效疗法，即使行神经切断术也常有复发或出现副作用。赵百孝教授通过多年临床实践，以针药结合的方法治疗面痛，取得了良好的疗效。

2. 病因病机

面痛发生与外感邪气、情志不调、外伤等因素有关，常因说话、吞咽、刷牙、洗脸、冷刺激、情绪变化等诱发。本病病位在面部，与手、足三阳经密切相关。基本病机是气血阻滞，不通则痛。《素问·太阴阳明论》曰："故伤于风者，上先受之。"《素问·风论》言："故风者百病之长也。"头为诸阳之会，风性善行数变，故风邪夹寒易上袭头面，寒主收引，凝滞经脉，导致阳明、太阳经气血痹阻不通；或因面部经脉受风热毒邪侵袭，致气血壅滞，运行不畅；情志不调或跌扑损伤，或久病入络，使气血瘀滞，经脉不得濡养，而发面痛。

西医对于三叉神经痛的病因尚未阐明，目前较多学者支持三叉神经微血管压迫导致神经脱髓鞘学说及癫痫样神经痛学说。

3. 辨证论治

面痛主要发生在眼部，属足太阳经证；面痛主要发生在上颌、下颌部，属手、足阳明经和手太阳经证。

证候：面部疼痛突然发作，呈闪电或刀割样剧烈疼痛，痛时面部肌肉抽搐，伴面部潮红、流泪、流涎、流涕等，持续数秒至数分钟。

治法：疏通经络，活血止痛。

主穴：以局部穴和手、足阳明经穴为主。风池、合谷、外关、四白、下关、地仓、太冲、内庭。

配穴：眼部疼痛配攒竹、阳白；上颌部疼痛配巨髎、颧髎；下颌部疼痛配夹承浆、颊车。

4. 临床案例

徐某，女，72 岁。2019 年 4 月 24 日初诊。

主诉：面颊部疼痛 2 年余。

证候：患者自述右侧下颌部疼痛 2 年余，刷牙、说话、吃饭时诱发加重。疼痛以电击样跳痛为主，不敢张口说话。纳可，二便调，舌红苔黄，脉弦、左沉细。伴右侧后背部疼痛、右侧前胸部闷痛，且时常心情烦闷。

西医诊断：三叉神经痛。

中医诊断：面痛。

辨证：风热之邪上扰少阳、阳明入络，经脉不通，不通则痛。

治法：疏散风热，通络止痛。

治疗过程：诊察背部可见明显血络。针灸治疗处方选用风池、外关、合谷、背心调神五穴。均行泻法，强刺激，留针 20 分钟，每周针灸治疗 2 次。背部血络局部可刺络放血。

中药处方：生石膏 30g，知母 10g，生地黄 12g，麦冬 18g，怀牛膝 12g，柴胡 10g，黄芩 10g，清半夏 12g，陈皮 9g，金银花 10g，玄参 10g，桔梗 6g，醋五味子 6g，盐黄柏 9g，炒川楝子 12g，炒白蒺藜 9g，盐车前子 15g。共 5 剂，水煎服，日 1 剂。此方功效为清热泻火，引火下行。泻上焦头目之火邪，滋下焦之阴。一清一引，共奏疏散头目风热、通络止痛之功。

2019 年 5 月 4 日，经 2 次针灸治疗后，症状稍有改善，疼痛症状稍有减轻，背部血络颜色变淡且数量减少。针灸及中药处方不变，继续治疗。

2019 年 5 月 11 日，经针药结合治疗，患者自述三叉神经痛程度减轻，刻下症伴有眼干、视物模糊。针灸处方加头面局部穴位进行治疗。中药加炒决明子、菊花以清肝明目，加白芍、炙甘草以敛阴缓急、调和诸药。

2019 年 5 月 31 日，自述三叉神经疼痛程度减轻，偶见口角旁疼痛，痰较前少，眼干、口干、咽干症状均明显改善。但近来食欲不佳，夜寐心烦。舌红，苔薄黄。脉左尺滑，关弦。针灸处方加足三里、中脘、四门穴以清解少阳，调和脾胃。中药处方加蜜桑白皮、地骨皮以清肺降火；加生磁石、醋龟板以滋阴潜阳，交通心肾；加炒僵蚕以疏散风热，祛风通络。

2019 年 6 月 8 日，自述三叉神经痛已基本消失。嘱其继续治疗以巩固疗效。

1 个月后随访，自述疼痛偶有发作，症状基本消失，复来就诊，施以原针药疗法，症状减轻。

半年后电话随访，患者自述三叉神经痛未再发作。

5. 按语

此例患者之下颌部疼痛属三叉神经痛中第 3 支疼痛的范围，以电击样跳痛为疼痛特点。疼痛部位乃少阳、阳明经所循之处，风热之邪上扰二经致经脉不通，不通则痛。经络诊察发现患者背部有明显血络，故施刺络拔罐以清热泻火、祛瘀活血；背部胸椎 $T_3 \sim T_5$ 处局部有明显压痛，结合辨证于背心调神五穴处行针，并根据疼痛轻重用调神法，强调"治神"之重要性。针灸处方以风池、外关、合谷、背心调神五穴为主治疗。风池、外关为足少阳经与阳维脉的交会穴，"阳维为病苦寒热"，故风池、外关既可疏散风热之邪，又可清利头目；"面口合谷收"，故取手阳明经穴合谷以祛邪解表，通络止痛；"背心调神五穴"是介于 $T_3 \sim T_7$ 节段之间，大概以 T_4、T_5 为中心再向其偏上或偏下一节段延伸扩展的区域。于最为疼痛的节段及其上下左右旁开的背俞穴各取五穴施针或艾灸，对于心烦苦闷有较好的疗效。以针药结合疗法疏散风热，通络止痛，针药并施，以治顽疾。

（何梦如整理）

七、原发性舌咽神经痛

1. 概述

原发性舌咽神经痛是一种发生在舌咽神经分布区域的阵发性剧烈疼痛，疼痛感多为电击样、刀割样、针刺样，可反射到患侧舌面、下颌处、颈部、外耳深部，严重时可放射到头顶和枕背部，伴有唾液分泌增多。说话、哈欠、吞咽、触摸下颌角等均可诱发，每次持续数秒至数十秒，每天发作数次至数十次不等。西医多用卡马西平治疗该病，在药物无效的情况下则采用手术治疗，如显微神经外科手术、微血管减压术等阻滞神经传导。中医学认为舌咽神经痛属"咽痛""喉痹"范畴，早在《素问·咳论》中就有对喉痹症状的具体描述，"喉中介介如梗状，甚则咽肿喉痹"。针灸以其疏通经络的独特优势，对原发性舌咽神经痛的疗效显著，值得重视。

2. 病因病机

西医学认为原发性舌咽神经痛是由于舌咽神经受血管压迫，发生脱髓鞘病变所致。患者疼痛多伴有灼热感，《外科发挥》就曾指出："大抵咽喉之症，皆因火为患。"《景岳全书》言："喉痹一证……古人悉指为相火。然此证虽多由火，而复有非火证者，不可不详察也。"《杂病源流犀烛》记载："咽喉症，皆火病也……火有虚实，实火因过食煎炒，蕴热结毒……虚火因过饮，或善怒，或好色，痰火上攻。"据此，中医将喉痹病因分为实火与虚火。《类经》曰："一阴，肝与心主也。一阳，胆与三焦也。肝胆属木，心主三焦属火，四经皆从热化，其脉并络于喉，热邪内结，故为喉痹。"《景岳全书》载："喉痹所属诸经，凡少阳、阳明、厥阴、少阴皆有此证。"可见，喉痹责在火邪，涉及少阳、阳明、厥阴、少阴四经。

3. 辨证论治

（1）心火上炎证

证候：舌根处阵发性疼痛，呈刀割样，吞咽不适，口干，饮食受限，夜寐难以入睡，大便干，小便调。舌尖红，苔黄腻，质燥少津，脉细数。

治法：清热滋阴，泻火止痛。

针灸处方：以手少阴心经、手阳明大肠经和足少阳胆经为主。四神聪、神门、通里、合谷、内庭、太冲等。

中药处方：导赤散加减。

（2）肝郁化火证

证候：咽部、舌根处阵发性疼痛，伴一侧耳道疼痛，呈针刺样或电击样，常因情绪不畅诱发，晨起口苦咽干。舌质暗红，苔黄，脉弦数。

治法：疏肝理气活血，通络止痛。

针灸处方：以手阳明大肠经和足厥阴肝经为主。风池、曲池、合谷、期门、太冲、太溪等。

中药处方：龙胆泻肝汤加减。

（3）肾阴亏虚，虚火上炎证

证候：咽部微红肿，舌根处呈阵发性电击样疼痛，晨轻暮重，至夜尤甚，唇红颊赤，舌咽干燥明显，午后手足心热，舌红少津，尺脉浮软无力。

治法：养阴降火安神，通络止痛。

针灸处方：以手阳明大肠经、手太阴肺经和足少阴肾经为主。百会、四神聪、风池、合谷、列缺、照海、太冲等。

中药处方：左归丸加减。

4. 临床案例

患者，女，48 岁。2019 年 12 月 21 日初诊。

主诉：右侧舌根处阵发性疼痛 2 年余，疼痛反射至右侧耳部。

证候：2 年前无明显诱因突发右侧舌根部剧痛，呈刀割样，自此疼痛阵发性发作，曾就诊于北京某医院五官科，诊断为原发性舌咽神经痛，因惧怕手术，故选择药物治疗。但两年来疼痛仍反复发作，后经朋友介绍，转求针灸治疗。现患者吞咽、咳嗽时右侧舌根部剧烈疼痛，疼痛感窜至右耳道，持续时间约 10 秒，每天发作 15 次左右。吃饭、饮水均可引起疼痛，无呛咳。伴见形体瘦弱，咽干，咽部有微热感，易口渴，大便可，小便色黄。舌淡苔薄，脉右滑，左沉滑。

西医诊断：舌咽神经痛。

中医诊断：喉痹。

辨证：肾阴亏虚，虚火上炎。

治法：养阴降火安神，通络止痛。

治疗过程：诊察患者后背时，发现背部皮肤色泽较腰部沉暗，伴有散在细小的浮血络，故先刺络拔罐放血，可见罐内血液颜色呈暗红色。采用点按弹拨法诊察风池穴，会发现此处硬结样感明显，结节右侧大于左侧，点按住结节，缓慢向下施压，患者自觉酸胀感随之增强。针灸治疗处方选用风池、偏历、通里、合谷、照海、太溪。针刺时将押手按住右侧风池穴的结节，刺手将针刺至结节，采用捻转泻法 30 秒，使局部产生酸胀样得气感并传至右侧舌根及耳道。偏历、通里、合谷采用泻法，针尖朝右侧舌根方向。照海、太溪采用补法，留针 20 分钟，起针顺序依次为风池、偏历、通里、合谷、照海、太溪，以达到引气下行、引火下行的目的，起针后用王不留行籽贴压耳穴神门、舌、咽喉、皮质下，嘱患者每日按揉 3 次，每次 20 下。

2019 年 12 月 25 日，患者自诉项部紧绷感减轻，舌根处仍有疼痛，但已从刀割样感转为针刺样感，疼痛范围缩小，疼痛程度较之前减轻，且疼痛时间和次数减少，现持续时间约 7 秒，每天发作约 8 次。诊察发现风池穴的结节较上次缩小，针灸治疗处方及针刺方法同上，嘱患者忌食寒凉之物并睡前使用温盐水漱口。

2019 年 12 月 28 日，患者自诉近几日无疼痛，今天上午有一次钝痛，时长约 2 秒，左右脉弦滑，三部可及。诊察发现风池穴处的硬结节已消失。针灸治疗处方及针刺方法同上。

2020 年 12 月 8 日，患者自诉经去年连续治疗 3 次后，近大半年疼痛未再发。近 1 个月因为劳累，再次出现阵发性疼痛，但疼痛仅局限在舌根部，不反射至耳部，持续时间约 5 秒，每天发作约 4 次，晨起口苦口干，左右脉弦紧。诊察发现患者头顶部有股热气上冒，风池穴再次出现结节，为绿豆般大小，发现后背再次出现散在浮血络，故先刺络拔罐放血。针灸处方为百会、风池、合谷、偏历、足临泣（左）、丘墟（左）、照海（右）、太溪（右）。根据《素问·阴阳应象大论》的记载："故善用针者，从阴引阳，从阳引阴，以右治左，以左治右。"取左足临泣、左丘墟进行针刺。除了照海和太溪为补法外，其余均为泻法，留针 20 分钟，起针后用王不留行籽贴压耳穴神门、舌、咽喉、皮质下，嘱患者每日按揉 3 次，每次 20 下。

2020 年 12 月 19 日，患者自诉阵发性疼痛 2 ~ 3 天发作 1 次，时长约 1 秒。考虑其在后背反复出现浮血络，因此将诊察的目标改为捋按背部脊柱棘突间，发现 T_1 ~ T_5 棘突间韧带紧绷，棘突间凹陷感消失，向下按压时患者出现明显痛。故在上次治疗穴位及刺法的基础上，加针刺 T_1 ~ T_5 棘突间及双侧夹脊穴。嘱患者继续忌食寒凉之物，并用温盐水睡前漱口，坚持 1 个月。

半年后电话随访，已愈。

5. 按语

本案患者的原发性舌咽神经痛是因虚火循少阴经客于舌根诱发喉痹所导致。病位主要责之足少阴肾经，故选用照海、太溪滋肾阴以降虚火，《医宗金鉴》言："阴跷照海膈喉咙。"且照海、太溪隶属于足少阴肾经，肾经入肺中，循喉咙，夹舌本，因此以肾经为主对喉痹进行治疗。此外，《景岳全书》提到："喉痹所属诸经，凡少阳、阳明、厥阴、少阴皆有此证。"在近端诊察出足少阳经风池穴处存在结节，该穴位在《针灸甲乙经》中记载："颈项不得顾……风池主之。"《针灸大成》提到："颈项如拔，痛不得回顾。"因此经过一次治疗后，患者颈部肌肉绷紧感得到显著缓解，风池穴处的硬结也明显缩小，舌根部疼痛从开始的刀割样感转为针刺样感，疼痛范围明显缩小。病在上者，下取之。合谷、偏历隶属手阳明经，分支从缺盆上颈，贯颊，恰好经过舌咽神经所在区域，且合谷历来为医家常用的镇痛要穴。此外，通里穴为手少阴心经络穴，手少阴经从心系上夹咽，手太阳经循咽、颈，可见经脉所及之处，均为疼痛所在区域，故针此三穴以收镇痛、通经、活络之效。值得注意的是，应尽量避免在疼痛局部针刺，同时注意起针顺序，应先局部后远端，以达到引气下行、引火下行的目的。

患者经 3 次治疗，近大半年疼痛感已消失，但因过度劳累出现口苦口干等胆火郁闭证候，再次引发疼痛，据《景岳全书》言："喉痹一证……古人悉指为相火。然此证虽多由火，而复有非火证者，不可不详察也。"故在原针灸穴方的基础上，加百会以泻火安神，足临泣、丘墟泻肝胆之实火，引火下行，辅以太溪滋肾阴、降虚火。然未能痊愈，回顾前几次的诊察经历，患者背部的浮血络虽经反复放血但仍反复出现，且背部色泽较腰部暗沉，患者自诉遇见不愉快的事后容易引起胸口憋闷，所以考虑其背部的异常表现多为胸肺气机不畅所导致。通过以上分析，在经将按背部脊柱棘突间时，发现棘突间韧带绷紧感明显，凹陷消失，$T_1 \sim T_5$ 棘突间有明显压痛感，验证了由于胸部气机不畅，导致郁而化热，造成不能断其舌根疼痛之因，故结合松解紧涩的脊柱棘突间韧带，化开局部郁闭之经气进行治疗，半年后随访未见复发，且背部浮血络也未再出现。

（黄跃平整理）

八、颈椎病（痹证）

1. 概述

颈椎病是指因颈椎骨质增生、颈项韧带钙化、颈椎间盘萎缩退化等改变，刺激或压迫颈部神经、脊髓、血管而产生的一系列症状和体征的综合征，简称"颈椎病"。本病发病缓慢，以头枕、颈项、肩背、上肢等部位疼痛及进行性肢体感觉和运动功能障碍为主症。轻者头晕，头痛，恶心，颈项、上肢疼痛，麻木无力；重者可导致瘫痪，甚至危及生命。西医将颈椎病分为颈型、神经根型、脊髓型、椎动脉型、交感型和混合型 6 型。

2. 病因病机

颈椎病属于中医学"痹证""项强""颈筋急""眩晕"等范畴，其发生常与伏案久坐、跌仆损伤、外邪侵袭、年迈体弱、肝肾不足等因素有关。多因风寒湿邪痹阻经络；或因劳损筋骨，气滞血瘀；或因肝肾亏虚，精血不足，不能濡养筋骨，局部经络穴虚再感外邪，致气血不和，经脉闭塞不通，不通则痛。西医学认为本病是因各种原因导致颈部肌肉疼痛所致。本病病位在颈项部经筋，与督脉、手足太阳经和足少阳经密切相关。病机是经筋受损，筋络拘急，气血阻滞不通。

3. 辨证论治

（1）颈型颈椎病

证候：头、颈、肩、背部疼痛，转侧不利，难以俯仰旋转，后期颈部易于疲劳，舌质淡红，苔薄白，脉细弦。

治法：舒筋通络，祛风止痛。

针灸处方：颈夹脊、阿是穴、落枕、风池、合谷。

（2）神经根型颈椎病

证候：头、颈、枕部疼痛，肩背及一侧或双侧上肢、手指酸麻疼痛，头颈部活动、咳嗽、打喷嚏等使症状加剧，有明显的放射痛和窜麻。舌质淡，苔白，脉弦细。

治法：活血通络，解痉止痛。

针灸处方：颈夹脊、风池、天宗、肩贞、曲池、外关、合谷透后溪。

（3）脊髓型颈椎病

证候：颈部僵硬疼痛，四肢沉重，双下肢麻木、发冷、疼痛、发抖、无力，行走不稳，如踩棉花感；重者下肢瘫痪，二便失控，舌淡红，少苔，脉细弱。

治法：调气血，通经络，强筋壮骨。

针灸处方：颈夹脊、肾俞、命门、委中、足三里、手三里、内关、外关、合谷。

（4）椎动脉型颈椎病

证候：头痛、颈痛、眩晕，与体位有关，甚者猝倒，舌质淡，苔白腻，脉滑细。

治法：活血化痰，舒筋通络。

针灸处方：颈夹脊、风池、印堂、太阳、内关。

（5）交感神经型颈椎病

证候：以头晕、眼花、耳鸣、手麻、心动过速等植物神经功能紊乱的表现为主，且与颈椎活动和姿势有关，舌质淡，苔薄白，脉弦。

治法：舒筋通络，行气通阳。

针灸处方：风池、风府、百合、内关、曲池、足三里、三阴交。

4. 临床案例

案 1

綦某，女，34 岁。2016 年 12 月 7 日初诊。

主诉：颈椎不适 1 周。

证候：患者 1 周前因受寒引起颈椎不适，无头晕、手麻现象，有偏头痛病史 10 余年，眠差，纳可，二便调，舌红，苔薄白，脉弦细。

西医诊断：颈椎病。

中医诊断：痹证。

辨证：外邪侵袭型。

治法：祛风散寒，温经止痛。

治疗过程：用点按弹拨法诊察患者风池穴处有明显硬结样感，且按之不动，压痛明显。针灸处方选风池、天柱、阿是穴。针刺时风池向对侧眼球斜刺 1.2 寸，平补平泻；天柱、阿是穴直刺 1 寸，采用泻法，留针 20 分钟。起针后用王不留行籽贴压耳穴颈椎、耳中、神门等，嘱患者每日按揉 3 次，每次 20 下，每周针灸治疗 2 次。

2016 年 12 月 12 日，经上述针灸治疗后，患者自述颈椎不适减轻，但昨日晨起突发落枕，诊察发现左颈落枕处的硬结明显，浅层肌肉有痉挛、僵硬，触之有条索感，颈部肌肉有触痛，颈项活动不利，不能自由旋转，舌红稍淡，苔薄白，脉弦。针灸治疗：针刺落枕穴，直刺 1 寸，采用泻法，边刺激边配合患者的颈部左右活动，留针 20 分钟，针后予王不留行籽贴压左侧颈椎区耳穴，嘱患者每日按揉 3 次，每次 20 下。

2016 年 12 月 14 日，患者自述落枕明显缓解，局部偶尔有酸胀感，针灸原方加后溪治疗，针毕患者自觉无不适症状。

案 2

闫某，男，51 岁。2019 年 11 月 20 日初诊。

主诉：颈部僵硬疼痛，双手及上臂麻木 1 个月。

证候：患者常年感觉颈椎不适，1 个月前感觉颈部僵硬疼痛，双侧手指及上臂麻木，左侧严重，手指以食指及中指为主，其他手指较轻，晨起或低头转头时加重，每次持续半小时左右，发作频繁，伴头晕、头痛、视物模糊等不适，眠差，纳可，大便干，小便黄，舌暗红，苔薄白，右脉弦沉细，左脉不可及，血压 140/90mmHg。

西医诊断：神经根型颈椎病。

中医诊断：颈痹。

辨证：气滞血瘀证。

治法：理气活血，通络止痛。

治疗过程：患者颈部皮肤肌肉拘紧僵硬，在 C_4 棘突下可见一条较深的横纹，C_2 棘突右偏，C_2、C_4、C_6 关节突、关节囊压痛（++），左侧椎间孔挤压试验（+），臂丛神经牵拉试验（+），手足太阳经、督脉远端压痛。术者先一手逐一将患者左手指各 3 ~ 5 次，再按揉手掌掌骨之间的缝隙 2 ~ 3 遍，再按照坐姿揉腕关节的尺桡两侧，使腕关节放松，后由下而上抓提前臂、上臂和肩部的肌肉 2 ~ 3 遍，也可左右交替拍打前臂、上臂和肩部的肌肉。针灸处方选后溪、天柱、颈百劳、肩贞、天宗、曲池、阿是穴。在刺法方面，后溪直刺 0.5 寸，平补平泻；风池向对侧眼球斜刺 1.2 寸，平补平泻；天柱、颈百劳直刺 1 寸，泻法；肩贞直刺 2.5 寸，泻法；天宗、曲池、阿是穴直刺 1 寸，泻法，留针 20 分钟。针后用王不留行籽贴压耳穴眼、脑、颈椎、耳中、神门、肩等，嘱患者每日按揉 3 次，每次 20 下。同时嘱患者每日保持脊柱立位向左右、头顶方向用力伸展双臂和十指进行锻炼，以手指疲劳为度。

2019 年 11 月 29 日，经 2 次针灸治疗后，颈部僵硬感、视物模糊明显改善，手麻现象仍存在，但已减轻，头痛头晕偶见，且原来诊察到的压痛减轻，用原针灸处方继续治疗。

2019 年 12 月 6 日，患者自述左上肢麻木明显减轻，偶见头晕，颈部较前轻松，视物模糊、头痛症状近期不明显，睡眠明显改善，舌红，苔薄红，脉左弦，右沉细。原针灸处方加列缺、腕骨以舒筋活络，行气止痛。

2019 年 12 月 10 日，患者诸症明显减轻，针刺后溪、风池、颈百劳、天宗、曲池。

2019 年 12 月 16 日，麻木自上次针后已不发作，巩固治疗 1 次。

5. 按语

手太阳经筋主"绕肩胛引颈而痛，颈筋急"，而且手太阳经主"颈、颌、肩、臑、肘臂外后痛"，足太阳经主"筋所生病者，项、背、腰皆痛"，足太阳经筋主"项筋急"。督脉主治经筋病，比如脊柱或脊柱两旁的筋出现错位，故取后溪为主穴，疏通督脉，针后患者立刻感觉颈部轻松。

颈椎病是临床常见病，近年来有明显年轻化的趋势，基于中医理论及临床实践，术者总结了颈椎病四步自我调理法，简单易学，如能持之以恒，则具有良好的防治颈椎病的功效。

（1）骨正筋柔，保持正确坐姿：长期颈椎扭曲前屈是颈椎损伤的直接原因，因此首先要调整不良姿势，尤其是坐姿。正确的坐姿，首先是要保持脊柱的左右正直，不向一侧偏倚，其次是避免长时间的颈椎前屈。保持脊柱不偏斜的要点有四：第一是两脚平行着地，不要翘二郎腿；第二是身体与办公桌保持适当的距离（约一个拳头），不能紧贴或远离办公桌；第三是要选择恰当高度的桌椅，使前臂自然放在桌面上，同时使脊柱正立垂直；第四是要让电脑屏幕或书本高度与双目平行。避免长期使颈椎前屈的方法有二：第一，定时休息，每间隔约 1 小时离开座位，活动一下颈腰部，可做脊柱背伸的动作；第二，可调整电脑屏幕或书本的高度，让头处于轻度上抬位置。当然，要调整因长时间伏案工作所造成的颈椎和脊椎的扭曲偏斜，最有效的办法就是有规律地走路、跑步、游泳。另外，还可以采用盘腿端坐、跪坐等方式调整脊柱的左右偏斜。

（2）捋指松臂，缓解颈肩紧张：根据中医经络经筋的原理，颈项部的筋肉是起于四肢部的手足末端，尤其是手部。要缓解颈项部肌肉的紧张和酸痛，最有效的办法就是从手指部开始，沿前臂、上臂、肩部依次放松。先以一手逐个捋另一手手指各 3～5 次，再按揉手掌掌骨之间的缝隙 2～3 遍，再按揉腕关节的尺、桡两侧，使腕关节放松，然后由下而上抓提前臂、上臂和肩部的肌肉 2～3 遍。左右交替操作。也可左右交替拍打前臂、上臂和肩部的肌肉，也可站立位向左右、头顶方向用力伸展双臂和十指，以手指疲劳为度。

（3）暖项摩肩，谨防风寒侵扰：颈椎病的外因是颈肩部感受风寒，因此要十分注意颈部的保暖，尤其是夏天空调环境下、冬季大风天气及夜间睡眠时。要避免长时间直吹冷风，冬天外出要戴围巾使颈项部保暖。另外，要坚持定时用双手掌搓揉颈项部，每次 15～20 次，以发热为度。这样不仅可以放松颈项部肌肉，也可温通血脉，散寒通经。如受寒颈项僵硬不适，也可艾灸 20 分钟，常能较快缓解。

（4）调养锻炼，扶正强筋健骨：颈椎病的全方位调理，还要讲究扶正固本。一方面要避免长期加班熬夜，另一方面也要注意营养，要坚持适度规律的体育锻炼或气功锻炼。站桩和静坐是调治预防颈椎病十分有效的方法，不仅可以纠正脊柱扭曲，也可培补元气，强筋健骨，起到标本兼顾的作用。当然，也可在医生的指导下适当服用一些补肾强骨、舒筋活络的保健药物。

（李丹整理）

九、腰痛（腰痹）

1. 概述

腰痛又称"腰脊痛"，是指因外感内伤或挫伤导致腰部气血运行不畅或失于濡养，引起腰脊或脊旁部位疼痛为主要症状的一种病证。急性腰痛病程较短，轻微活动即可引起一侧或两侧腰部疼痛加重，脊柱两旁常有明显的按压痛。慢性腰痛病程较长，缠绵难愈，腰部多隐痛或酸痛。常因体位不当，劳累过度，天气变化等因素而加重。如《素问·六元正纪大论》谓："太阳所至为腰痛。"《金匮要略》在"水气""虚劳""痰饮"等篇中均有腰痛的记载，并将寒湿腰痛称为"肾着"。《诸病源候论》中列"腰痛候""卒腰痛候""久腰痛候"等专篇讨论，"腰痛"逐渐成为病证名称。

2. 病因病机

正如《杂病源流犀烛》所说："腰痛，精气虚而邪客病也。"腰为肾之府，是肾之精气所溉之域，与膀胱相表里，任脉、督脉、冲脉、带脉均布其间，故内伤不外乎肾虚，而外感风寒湿热诸邪，常因肾虚而客，否则虽感外邪，亦不致腰痛。《杂病源流犀烛》说："肾虚其本也，风、寒、湿、热、痰饮、气滞、血瘀、闪挫，其标也。"说明肾虚是腰痛的发病关键，素体禀赋不足、年老精血亏虚，或房劳过度，损伤肾气，导致腰部经脉失于濡养，不荣则痛。另外，跌仆闪挫，举重抬高，暴力扭转，坠堕跌打，或体位不正，用力不当，屏气闪挫，导致腰部经脉损伤，络脉失和，经络气血运行不畅，瘀血留着而发生腰痛。

3. 辨证论治

（1）寒湿腰痛

证候：腰部冷痛重着，转侧不利，逐渐加重，静卧痛不减，阴雨天则加重，苔白腻，脉迟缓。

治法：温经散寒，行气止痛。

针灸处方：局部以肾俞、大肠俞、腰阳关、阿是穴为主，配委中、命门等。

（2）湿热腰痛

证候：腰部弛痛，痛处有热感，暑湿阴雨天加重，活动后可减轻，小便短赤，苔黄腻，脉濡数或弦数。

治法：清热利湿，舒筋止痛。

针灸处方：肾俞、大肠俞、腰阳关、委中、大椎、阴陵泉等。

（3）瘀血腰痛

证候：腰痛如刺，痛有定处，日轻夜重，痛处拒按，舌质紫暗或有瘀斑，脉涩。

治法：活血化瘀，理气止痛。

针灸处方：委中、肾俞、大肠俞、腰阳关、阿是穴、膈俞等。

（4）肾虚腰痛

证候：腰痛酸软，喜揉喜按，腿膝无力，遇劳更甚，卧则减轻，反复发作。偏阳虚者，少腹拘急，面色㿠白，手足不温，少气乏力，舌淡，脉沉细；偏阴虚者，心烦失眠，口燥咽干，面色潮红，手足心热，舌红少苔，脉弦细数。

治法：偏阳虚者，宜温补肾阳；偏阴虚者，宜滋补肾阴。

针灸处方：委中、肾俞、大肠俞、腰阳关、太溪，灸命门等。

中药处方：偏阳虚者，右归丸加减；偏阴虚者，左归丸加减。

4. 临床案例

案 1

刘某，男，37 岁，从事文职工作。2020 年 8 月 4 日初诊。

主诉：腰痛 1 周。

证候：1 周前患者打篮球时左腰扭伤，腰痛不受咳嗽影响，睡觉尚可，饮食正常，小便黄，大便 2 天一次。现腰部肌肉僵硬，左侧腰部 L_3 横突外 1 寸局部压痛（++），姿势受限，舌质淡红，苔白，脉弦滑，血压 128/80mmHg。

西医诊断：急性腰扭伤。

中医诊断：腰痹。

辨证：血瘀证。

治法：活血化瘀，行气止痛。

治疗过程：患者腰痛，通过望诊及触诊察得左侧腰部局部肌肉酸胀触痛，左侧腘窝可见数条细小暗紫血络，并伴有压痛。针灸治疗处方选用委中穴。遂在左侧委中点刺拔火罐放出瘀血，患者自觉腰部疼痛感消失，之后进行针刺委中，直刺 1 寸，一般要刺激出触电感并向脚部走窜，使其产生一过性跳动，留针 20 分钟，针后嘱患者保持上半身与下半身不动，只抬臀并缓慢左右摇动，一组 20 下，一次 3 组，另外用王不留行籽贴压左侧腰骶椎耳穴，嘱患者每日按揉 3 次，每次 20 下，嘱腰部注意保暖，每日练习抬臀运动。

2020 年 8 月 7 日，患者症状消失，属临床痊愈，再针刺 1 次以巩固疗效。

案 2

陆某，女，49 岁，出租车司机。2019 年 11 月 21 日初诊。

主诉：腰痛伴右下肢麻木 3 个月。

证候：患者平素时感腰部酸软不适，腿膝无力，3 个月前无明显诱因突发腰骶部沉痛，腰部僵硬，不能弯腰，晨起及久坐后加重，发作频繁，伴右下肢外侧麻木，面色潮红，心烦失眠，手足心热，纳可，二便正常，舌红，苔薄黄，脉弦细，血压 140/86mmHg。曾在多家医院诊治，效果不佳。

西医诊断：腰间盘突出。

中医诊断：腰痹。

辨证：肾虚腰痛。

治法：益肾壮腰，舒筋活络。

治疗过程：患者腰骶部脊柱曲线平直，局部皮肤较正常肤色暗沉，双侧腘窝处及右侧小腿外侧可见数条清晰的细小血络，右侧腘窝较重，腰部僵硬似板状，右侧腰肌肌力明显增高，$L_2 \sim S_1$ 棘突下及两侧关节突、关节囊压痛（+），L_4 棘突尤重，棘突右偏，足太阳经、足少阳经及督脉远端及右侧腘窝处有压痛。针灸处方选委中、后溪、肾俞、大肠俞、腰阳关、环跳、阳陵泉、太溪。治疗时，在双侧腘窝处点刺血络拔火罐放出瘀血，患者自觉腰部明显轻松，之后针刺后溪、肾俞、大肠俞，圆利针松解腰阳关、环跳、委中、阳陵泉、太溪。在刺法方面，后溪直刺 0.5 寸，平补平泻；肾俞直刺 1 寸，补法；大肠俞直刺 1 寸，泻法；腰阳关圆利针直刺 1 寸，泻法；环跳直刺 2.5 寸，泻法；双侧委中放血后直刺 1 寸，一般要刺激出触电感并向脚部传递，使其产生一过性跳动；阳陵泉直刺 1 寸，泻法；太溪直刺 0.5 寸，补法，留针 20 分钟，针毕嘱患者保持上半身与下半身不动，只进行抬臀并缓慢左右摇动，一组 20 下，一次 3 组后患者自觉腰痛腿麻不适减轻。另外用王不留行籽贴压腰骶椎、坐骨神经等耳穴，嘱患者每日按揉 3 次，每次 20 下。

2019 年 11 月 23 日，患者腰部僵硬明显改善，腿麻较前缓解，晨起轻，晚上重，按原方治疗，嘱继续进行抬臀功能训练，并自行艾灸命门穴益肾壮腰，隔日 1 次，每次 20 分钟。

2019 年 11 月 27 日，患者症状继续改善，昆仑及阳陵泉处压痛消失，继原方。

2019 年 12 月 3 日，患者腰痛偶尔发作，久坐后有感觉，腿麻较前明显改善，针刺后溪，圆利针松解腰阳关、委中、太溪。

2019 年 12 月 7 日，患者自觉近日睡眠改善，偶尔腿麻，近几日无腰痛不适，针刺腰阳关、委中，嘱继续进行抬臀功能训练。

2019 年 12 月 11 日，患者不适症状基本消失，今巩固治疗 1 次，嘱每日练习八段锦。

5. 按语

圆利针松解手法系北京中医药大学临床特聘专家、山西省针灸名家"郭一针"郭廷英教授所授，适用于治疗各种经筋疾病，临床疗效显著。《针灸聚英》言委中"主膝痛及拇指，腰夹脊沉沉然，遗尿腰重不能举体"。再者腰痛诊察委中还依据经络诊察的上下相称原理，即根据上下相应的整体观，《灵枢·终始》言："从腰以上者，手太阳阳明皆主之；从腰以下者，足太阳阳明皆主之。病在上者下取之，病在下者高取之，病在头者取之足，病在腰者取之腘。"正如《经穴汇解》中所言："皆内有风湿邪，及血滞于腰脊内，一泄此穴，气血邪热之在上者，尽泄于下矣。"

（李丹整理）

十、带状疱疹（蛇串疮）

1. 概述

带状疱疹是由水痘－带状疱疹病毒引起的急性疱疹性皮肤病，主要表现为皮肤出现红斑、水疱或丘疱疹，累累如串珠，排列成带状，沿单侧周围神经分布区出现，局部刺痛或伴淋巴结肿大。带状疱疹中医称蛇串疮，亦称缠腰火丹、蜘蛛疮等。

2. 病因病机

由于情志内伤，肝气郁结，久而化火，肝经火毒蕴积，夹风邪上窜头面而发；或夹湿邪下注，发于阴部及下肢；火毒炽盛者多发于躯干。年老体弱者常因血虚肝旺，湿热毒蕴，导致气血凝滞，经络阻塞不通，以致疼痛剧烈，病程迁延。

水痘-带状疱疹病毒具亲神经性，当机体抵抗力低下或劳累、感染时，可沿神经纤维移至皮肤，使受侵犯的神经和皮肤产生强烈的炎症。

3. 辨证论治

（1）肝经郁热证

证候：皮损鲜红，灼热刺痛，口苦咽干，心烦易怒，大便干燥，小便黄，舌质红，苔薄黄或黄厚，脉弦滑数。

治法：清泻肝火，解毒止痛。

针灸处方：局部围刺、阿是穴，配侠溪、太冲、阳陵泉、行间等。

中药处方：龙胆泻肝汤加减。

（2）脾虚湿蕴证

证候：皮损色淡，疼痛不显，疱壁松弛，口不渴，食少腹胀，大便时溏，舌淡或正常，苔白或白腻，脉沉缓或滑。

治法：健脾利湿，解毒止痛。

针灸处方：阿是穴、阴陵泉、内关、足三里、血海等。

中药处方：除湿胃苓汤加减。

（3）气滞血瘀证

证候：皮疹减轻或消退后局部疼痛不止，放射到附近部位，痛不可忍，坐卧不安，重者可持续数月或更长时间，舌暗苔白，脉弦细。

治法：理气活血，通络止痛。

针灸处方：火针、艾灸夹脊穴、合谷、血海、神门等。

中药处方：柴胡疏肝散、桃红四物汤加减。

4. 临床案例

患者，男，82 岁。2015 年 1 月 12 日初诊。

证候：患者自述 2014 年 11 月 15 日起，左侧腋窝、后背第 4～6 肋间出现大范围绿豆大小的疱疹，疱疹区域大小约为 20cm×10cm。当地医院给予盐酸伐昔洛韦片、维生素 B_{12}、维生素 B_1、甲钴铵口服。住院 30 天后，皮疹基本痊愈，但疱疹愈合区仍遗留神经痛症状，夜间疼痛尤甚，服用布洛芬方可入眠。后于北京某医院皮肤科就诊，予腺苷钴胺、维生素 B_{12} 肌内注射，卡马西平片口服。患者自觉症状无明显改善。现左腋窝处、左侧后背第 4～6 肋及左前胸第 4 肋可见色素沉着，呈簇集带状分布。患者自觉疱疹区域明显疼痛麻木，无温度觉，严重影响起居睡眠。舌红，苔黄腻，脉弦滑，情绪较急躁。

西医诊断：带状疱疹。

中医诊断：蛇串疮。

辨证：湿热火毒内蕴，气血瘀滞。

治法：理气活血，通络止痛。

治疗过程：火针具体操作是在带状疱疹已愈合的皮肤上常规消毒，手持95% 酒精棉球点燃，将火针烧至通红，点刺明显疼痛麻木的区域，深度为0.5～1.5mm，迅速出针，相隔 3～5cm 再次进针，左侧前胸、腋窝及后背处疱疹区域均行火针治疗。

刺络拔罐放血：选疼痛明显及皮温较高的部位，消毒后用一次性采血针连续点刺 4～5 次，再用闪火法于点刺部位留罐 10 分钟，共选取 3 个部位。罐内血液颜色较深，血质黏稠，血量较大。放血操作以后，再行针刺支沟、太冲，施行捻转泻法，留针 20 分钟。

2015 年 1 月 16 日，两次治疗后，考虑到患者年过八旬，气血不足，肝肾亏虚，火针刺激强度较大，故改以灸法为主，配合针刺局部疱疹愈合区，以起到扶助正气、祛湿通络的作用。

2015 年 1 月 21 日，消毒后围刺疼痛明显的疱疹愈合区、大陵、内关、丘墟、足临泣，留针 20 分钟。同时，在左腋窝、左侧背部及左前胸疱疹愈合区，行回旋灸法，以温热不烫为度，每个区域各灸 15 分钟，灸后施以耳尖放血，以清余热。

2015 年 1 月 26 日，回旋灸配合针刺局部及手厥阴经穴、足少阳经穴、夹脊穴治疗。

2015 年 2 月 10 日，围刺左腋窝及左侧后背 4～6 肋区域，同时行回旋灸法 15 分钟，配以针刺百会、四神聪、风池、夹脊、内关、丘墟，留针 20 分钟。

后电话随访，已愈。

5. 按语

老年性带状疱疹后遗神经痛属本虚标实证，因而在治疗时要兼顾补虚与泻实，根据患者就诊时的情况有所偏重。补虚主要选用艾灸疗法，配合针刺治疗；泻实主要选用火针及刺络拔罐放血疗法。本案患者皮损沿肝经循行部位分布，又伴有烦躁易怒和失眠，因此治疗时主要选用肝胆经穴位；带状疱疹后遗神经痛，主要为局部气血郁滞，不通则痛，治疗时对于皮损局部的刺激也很重要。前期采用火针和刺络拔罐的方法，可以起到以热引热、通络泻火解毒的作用。

在带状疱疹初期，除根据疼痛所在位置（阿是穴等）及局部沿神经走向针刺外，还可对足少阳胆经、足厥阴肝经的五输穴采用泻法。但由于疱疹尚未出现，应用火针可能对局部皮肤刺激量过大，因此，带状疱疹期一般不采用火针治疗。带状疱疹后期，由于气滞血瘀或气虚血瘀，导致经络受阻，皮肤出现疼痛、针刺感、麻木等感觉异常的表现，此时选用火针治疗，能促进气血运行，理气通络，活血止痛。同时现代研究表明火针对于局部的微损伤会形成一个持续的刺激，可以促进组织的自我修复。后期运用艾灸疗法主要有三个目的：第一是起到化瘀通络的作用；第二是运用火郁发之的原理，使得热毒随火力宣散；第三是达到扶助正气、温阳补虚的目的。

（哈略整理）

十一、肱骨外上髁炎

1. 概述

肱骨外上髁炎又称肱骨外上髁综合征、网球肘等，属中医学"伤筋""痹证"范畴。以肘关节外侧和肱骨外上髁周围局限性疼痛为主，多伴有压痛等体征，痛感可向前臂放射，在进行腕关节屈伸、前臂旋转、用力握拳时加重为主要临床表现。好发于需经常做前臂旋前、用力伸肘、伸腕的人群，如家庭女性、钳工、厨师等，在 40～55 岁的人群中发病率较高，在运动损伤中也较为常见，如网球、乒乓球运动员做反手击球动作过多、发力不当时会出现，故又称为网球肘。

《素问·痹论》曰："痹在于骨则重，在于脉则血凝而不流，在于筋则屈不伸，在于肉则不仁，在于皮则寒。"《素问·长刺节论》曰："病在筋，筋挛节痛，不可以行，名曰筋痹。"《张氏医通》曰："筋痹，筋挛节痛，屈而不伸也。"本病以经络气血痹阻不通导致伸肘肌群肌腱挛缩疼痛为主要病机，治疗时应以舒筋通络、行气活血、祛瘀止痛为主。

针灸治疗肱骨外上髁炎疗效确切，具有操作简单、安全性高、价格低廉等特点，而其中火针治疗肱骨外上髁炎效果较为突出。临床研究显示火针治疗肱骨外上髁炎疗效确切，火针是我国传统针灸的一种，具有温经散寒、通经活络的作用，尤善治寒邪引发的顽固性疼痛。西医学认为火针进入人体瞬间，能破坏毛细血管神经，起到缓解局部疼痛的效果。

但由于传统火针对操作手法的技巧和经验要求较高，操作不当易影响疗效甚至发生意外。在传统火针的基础上，赵百孝教授进一步结合相关标准，充分考虑火针在临床应用中安全、易操作、数字化的需求，集成现代科技，进而研制出智能控温、精准定位的电动火针。以电动火针治疗肱骨外上髁炎，既可以改善肘部软组织粘连，推动气血循环，有舒通经络、活血止痛、减张减压的作用，恢复肘关节的主动和被动活动功能，又可以避免传统火针的局限性。赵百孝教授经过多次临床经验，使用电动火针在肱骨外上髁炎的治疗上取得了良好的疗效。

2. 病因病机

肱骨外上髁炎的发生常与慢性劳损有关，前臂长期反复做拧、拉、旋转等动作时，可使肘部的经筋出现慢性劳损。本病病位在肘部手阳明经筋，基本病机是筋脉不通，气血痹阻。风、寒、湿、热等邪气痹阻经络及慢性劳损导致气血运行受阻，不通则痛；或素体虚弱，气血不足，血不荣筋，经脉失养，不荣则痛。

西医学认为网球肘发病机制为大量重复的运动对肘关节外侧长伸肌肌腱及肱骨外上髁造成压力，从而引发肱骨外上髁周围出现无菌性炎症，继而出现疼痛、肘关节活动受限等。

3. 辨证论治

肘关节活动时疼痛，肱骨外上髁周围有明显的压痛点，有时可向前臂、腕部和上臂放射，局部肿胀不明显，有明显而固定的压痛点。

（1）风寒阻络证

证候：肘部酸痛，遇寒加重，得温痛减，舌苔薄白，脉弦紧或浮紧。

治法：祛风散寒，通络止痛。

（2）湿热内蕴证

证候：肘外侧疼痛，有热感，伴口渴不欲饮水，舌苔黄腻，脉濡数。

治法：清热祛湿，通痹止痛。

（3）气血亏虚证

证候：肘部疼痛日久，反复发作，喜揉喜按，伴见少气懒言，舌淡苔白，脉沉细。

治法：补益气血，舒筋活络。

4. 临床案例

陈某，男，45 岁。2019 年 7 月 3 日初诊。

主诉：右侧肘关节外侧疼痛 2 个月余。

证候：患者自述右侧肘关节外侧酸痛 2 个月余，局部有压痛，提重物等用力及旋转动作时疼痛加重，活动时受限。夜间疼痛加剧影响睡眠，遇寒加重，得温痛减。纳可，二便调，舌苔薄白，脉弦紧。

西医诊断：肱骨外上髁炎（网球肘）。

中医诊断：肘劳。

辨证：风寒阻络。

治法：祛风散寒，通络止痛。以手阳明大肠经为主。

治疗过程：诊察肘关节局部有明显压痛点，手阳明经循行部位有压痛。针灸处方选合谷、肘髎、阿是穴、肩髃。令患者取坐位，患肢前臂旋前，经络诊察肱骨外上髁局部周围压痛点，手持直径 0.5mm 规格的电动火针，等火针针身烧至通红、白亮后，以合谷、肘髎、阿是穴、肩髃穴的顺序依次进行快速点刺，深度不宜过深或过浅，以 1cm 左右为宜。肘髎穴与其余 2 个阿是穴构成三角形治疗区，疼痛明显处可稍深刺，但不超过 1.5cm。刺后嘱患者做肘关节屈伸活动，患者自感疼痛减轻大半，且活动范围增大。

2019 年 7 月 10 日，患者自述疼痛已基本消失，活动正常，功能基本恢复，予电动火针如前治疗，以巩固疗效。

3 个月后随访，患者自述未再复发。

5. 按语

此例患者诉右侧肘关节外侧疼痛伴活动受限，诊断为肱骨外上髁炎。经辨证为风寒阻络型，治以祛风散寒，通络止痛。笔者通过经络诊察于肱骨外上髁周围及手阳明经循行处寻找压痛点，并予以电动火针治疗。针灸处方以合谷、肘髎、肩髃、阿是穴为主。合谷、肘髎、肩髃均为手阳明经之穴位，三穴同用功以舒筋活络，通痹止痛。根据《灵枢·经筋》中以痛为腧的治则，配合阿是穴治疗。《类经·十二经筋痹刺》云："以痛为腧，即其痛处是穴也。"同样说明阿是穴常用来治疗经筋痹痛。火针即借助火力和温热刺激，达到温阳驱寒、疏通气血的目的，通过产生炎症反应来发挥作用，以此产生营养来促进肌腱愈合，改善临床症状。此案在传统火针的基础上予以创新，克服传统火针之弊端，研发新型电动火针，以传统针灸疗法结合现代科技治疗肱骨外上髁炎，在临床上取得了良好的疗效。

（何梦如整理）

十二、耳鸣耳聋

1. 概述

耳鸣耳聋为听觉异常的症状，耳鸣以患者自觉耳内鸣响，如蝉如潮，或细或暴，妨碍听觉为主症；耳聋以不同程度的听力减退或失听，不闻外声，影响日常生活为主症，症状轻者为重听。《灵枢·脉度》言："肾气通于耳，肾和则耳能闻五音矣。"耳鸣耳聋在临床上多结伴而发，耳鸣常为耳聋先兆。《医学入门》曰："耳鸣乃是聋之渐也。"二者症状虽有不同，而发病机理基本一致。现代耳鸣耳聋常出现于耳科疾病、脑血管疾病、高血压病、感染性疾病、药物中毒、外伤性疾病等。

2. 病因病机

耳与脏腑有着密切的关系。《灵枢·脉度》说："肾气通于耳，肾和则耳能闻五音矣。"《灵枢·海论》曰："髓海不足，则脑转耳鸣。"《灵枢·决气》言："精脱者，耳聋……液脱者……耳数鸣。"《灵枢·口问》曰："故上气不足，脑为之不满，耳为之苦鸣。""耳者，宗脉之所聚也，故胃中空则宗脉虚，虚则下，溜脉有所竭者，故耳鸣。"《灵枢·邪气脏腑病形》言："十二经脉，三百六十五络……其别气走于耳而为听。"《外台秘要》言："病源足少阴之经，宗气之所聚，其气通于耳，其经脉虚，风邪乘之，风入于耳之脉，使经气痞塞不宣，故为风聋。"《仁斋直指方论》谓："肾通乎耳，所主者精，精气调和，肾气充足，则耳闻而聪。若劳伤气血，风邪袭虚，使精脱肾惫，则耳转而聋。"因此耳疾与诸多脏腑有关，多为外感风邪、情志失畅、久病、年老体弱所致。耳部也是经络循行密集的部位，手足少阳、阳明、太阳诸经均循行至耳。耳鸣耳聋之发生由肾精亏损、胃气不足、肝火痰浊上蒙及风邪外袭而致，现代年轻人耳鸣发作多因颈部、胸部长期保持一个姿势，气血不畅，不能濡养耳部导致。对于该病临床多分为实证和虚证进行针灸辨证论治。

3. 辨证论治

耳聋、耳鸣或因感受外邪，或因痰火肝热扰动，使浊气上壅，或因肝肾亏虚，脾胃虚弱，髓海空虚，清阳不升，清窍失养，临证可以虚实辨之。一般新病多因风热外邪、肝胆郁热等引起，病在经络，鸣声虽暴，尚属实证，疗程较短。若久病体虚，脾肾不足，脏气亏损，不能上奉清窍，其病在脏腑，病程往往缠绵日久，难图速效。本病首选针灸治疗，必要时辅以中药。

（1）实证

证候：暴病郁怒、惊恐致肝胆之火上扰耳窍发为耳聋，耳中闷胀，起病势急。肝胆火盛者耳鸣为隆隆作响，如潮如钟，怒则更甚，伴口苦咽干，心烦易怒，头痛面赤，便秘溲赤，舌红苔黄，脉弦数；痰火郁结者耳鸣如蝉，时轻时重，伴胸中烦闷，痰多，口苦，喜太息，舌苔薄黄而腻，脉弦滑。

治法：疏肝利胆，通脑开窍。

针灸处方：风池、四神聪、背心五穴、耳前三角，配中渚、侠溪、丰隆、行间等。风池清少阳之火，泄肝胆湿热。四神聪镇静升阳，通脑开窍。诊治应注重 $T_1 \sim T_7$ 胸段的诊察，此部位易出现椎体间隙明显压痛，手下棘突间韧带僵硬，局部施针。耳前三角为耳聋耳鸣患者的重点诊察部位，该处多出现局部压痛。手足少阳经均入耳，手少阳经之翳风、中渚，足少阳经之听会、侠溪，可疏通少阳经气。丰隆化痰浊以通窍，行间泻肝火以助听。

中药处方：肝胆火盛者，龙胆泻肝汤加减；痰火郁结者，温胆汤加减。

（2）虚证

证候：久病耳聋，或耳鸣时作时止，声细调低，耳鸣如蝉，逐渐加重，劳则加剧，按之则耳鸣略减，或伴头晕目眩，腰膝酸软，潮热盗汗，颧赤口干，遗精，舌红，脉细弱或尺虚大；或伴神疲乏力，四肢困倦，昏聩少食，大便溏薄，苔白腻，脉细弱。

治法：滋养肝肾，健脾益气，补肾聪耳，升清通窍。

针灸处方：风池、四神聪、耳前三角，配太溪、关元、气海、足三里、百会、中渚等。风池清少阳之火，泄肝胆湿热。四神聪镇静升阳，通脑开窍。关元位于下腹，为元气之所在，可培元固本。气海可治一切气证，补之以益气健脾。太溪为肾经之原穴，原主气，取之以调补肾气。百会位居颠顶，可升提清气。翳风、听会、中渚清利少阳，开窍聪耳。另可在关元穴加灸法。

中药处方：耳聋左慈丸加减。

4. 临床案例

案1

王某，女，26岁，脑力工作者。2017年9月23日初诊。

主诉：耳鸣、头晕5天。

证候：患者5天前出现耳鸣，晨起明显并伴有耳部局部闷胀感，头晕，未出现手麻，无口苦等症状。舌尖红，左脉沉细而弦。

西医诊断：急性耳鸣。

中医诊断：耳鸣。

辨证：实证（肝胆火盛证）。

治法：疏肝利胆，通脑开窍。

治疗过程：背心五穴及耳前三角处诊察发现胸椎段椎体间隙压痛明显，于疼痛变化明显处施针。耳前三角诊察时颊车穴局部压痛明显，于耳前三角施针。配风池清少阳之火，泻法，泄肝胆湿热；四神聪镇静升阳、通脑开窍，均采用平补平泻法，留针 20 分钟。患者反馈针刺后耳部症状明显缓解，持续治疗 2 次，患者自诉耳鸣消失，无其他不适，已愈。

案 2

陈某，女，52 岁，脑力工作者。2020 年 12 月 12 日初诊。

主诉：双侧耳鸣反复发作 13 年，近几日加重。

证候：患者 2007 年出现双耳耳鸣，服药后改善，近期耳鸣发作，症见双侧耳鸣，伴有堵胀感，脑鸣，气短，记忆力减退，脘腹胀满，口苦，便溏，双侧手指麻木，围绝经期，近期月经不规律，心律不齐。苔黄腻，左脉沉细，右脉沉涩。

西医诊断：慢性原发性耳鸣。

中医诊断：耳鸣。

辨证：虚实夹杂，脾肾精亏兼有肝火。

治法：滋养脾肾，清肝通窍聪耳。

取穴：风池、四神聪、背心五穴、通里、太冲、照海。

治疗过程：①诊治过程中发现，胸椎段诊察发现胸椎段椎体间隙 $T_1 \sim T_7$ 压痛明显，伴有棘突间凹陷渐变平，医者手下棘突间韧带僵硬感明显，于此处施针，背部背心五穴针尖朝向脊柱，向内侧斜刺 0.5 ～ 0.8 寸。②耳前三角诊察时压痛明显，在出现该处的阳性反应后，针刺能取得较好的效果，选用 1 寸或 1.5 寸的毫针，直刺 0.3 ～ 0.5 寸，可配合温和灸法。③风池穴能清少阳之火，泄肝胆湿热；四神聪镇静升阳，通脑开窍。④患者伴口苦、苔黄腻等，选用耳尖放血泻肝胆之火。配少阳经穴中渚直刺 0.3 ～ 0.5 寸，针尖稍向腕部斜刺，使针感向上臂放射传导，留针 20 分钟。另外，因此患者病情复杂且伴有心悸等症状，故辅以温胆汤加减。

中药处方：生黄芪 30g，川芎 8g，生磁石（先煎）30g，怀牛膝 10g，陈皮 10g，炒枳壳 8g，郁金 8g，石菖蒲 12g，茯苓 15g，泽泻 6g，盐杜仲 10g，桑寄生16g，酒黄精12g，生薏苡仁10g，当归18g，白芍18g，菊花9g，生地黄10g。共7剂，水煎服，日1剂。治肝胆从实，上宜清疏，理气除胀泻肝火，柔肝解郁；治脾肾从虚，中宜升补，下宜滋降，健脾补肾，通窍聪耳。

2020年12月19日，经上述治疗后，患者自述耳鸣改善，整体状态明显好转，注意力改善，外感偶有咳嗽，脉右关洪数，左脉弦。针背部背心五穴，配通里、风池、神门、四神聪、复溜。进一步进行辨证，方药结合治疗，原方加川楝子8g，导热下行，行气解郁，共奏滋养脾肾、清肝通窍聪耳之效。

2020年12月26日，患者坚持2次治疗后，自述耳鸣音调降低，耳部堵胀感明显改善（以前按压耳部堵胀感明显，现在按压无堵胀感），舌苔黄腻，纳可，大便稀。脉右关滑、寸脉弱，左脉沉，较前有力。针灸治疗如前，中药前方加焦神曲10g，消食和胃健脾，7剂。

2021年1月5日，患者又继续治疗2次后反馈诸症明显改善，手脚温，脑鸣基本消失，睡眠好，偶有腹胀，大便时有便秘，睡眠好，月经返潮，经色、经量如常，脉右关滑，左弦。针灸治疗同前，中药前方去生黄芪、酒黄精、生地黄，加炒莱菔子10g，焦山楂20g。

2021年1月19日，患者自述腹胀好转，耳鸣进一步改善，大便多，纳可。脉沉细微弦，舌苔薄。针刺治疗如前，中药去炒莱菔子，加炒白术15g，益气健脾除胀。

持续治疗中。

5. 按语

针刺治疗耳鸣耳聋有较好的疗效，病情复杂者，可辅以汤剂。针灸治疗时应明辨虚实，新病者多因风热、痰火、肝胆郁热，多为实证，病在经络治宜疏风散热、开窍化痰，以宣泄实邪。病久则多属肾精不足，或气虚清阳不升，病势缠绵，多及脏腑，治以填精升提为法。此外，病久入络，气虚必致血运不畅，瘀阻于内，治疗中酌加活血通络之品，可提高疗效。现代年轻人耳鸣发作多因颈部、胸部长期保持固定姿势，气血不畅，不能濡养耳部。因此常在胸椎$T_1 \sim T_7$范围出现压痛，针刺选用背心五穴，外加风池治疗。

临床上治疗耳鸣耳聋，常先进行患者背心五穴和耳周的经筋诊察（下图），即耳前三角（以颊车、下关两穴做等边三角形，往前或往后寻找等边三角形的第三个点），诊察有无压痛。一般情况下，耳鸣耳聋患者的健侧耳周无压痛，患侧有压痛，有压痛的针刺能取得较好的效果。通常在针刺治疗 2 次后，耳部的堵胀感会有明显减轻，甚至完全消失。需要注意的是，颧骨分内外侧，内侧为阳明经循行经过的部位，外侧为少阳经循行经过的部位，多与鼻、耳、下颌出现的疾病相关，需要仔细诊察。此三处为足阳明胃经经筋所行之处，入耳中，《灵枢·经筋》曰："太阳为目上网，阳明为目下网；其支者，从颊结于耳前。"在相应的压痛点选用 1 寸的毫针，直刺 0.3 ～ 0.5 寸，可配合温和灸法。

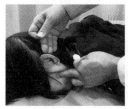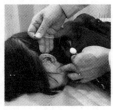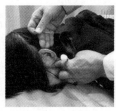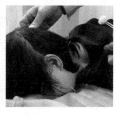

耳前三角的诊察图

手少阳三焦经又称为耳脉，耳鸣耳聋的患者还要注意在远端诊察外关、阳池等穴，中渚为耳鸣效穴。选穴时应在压痛点的基础上加风池、颈夹脊，若有肝火旺的症状，加耳尖放血。

（韩丽整理）

十三、针灸戒烟

1. 概述

如今烟草的危害是世界最严重的公共卫生问题之一，吸烟危害健康已成为医学和社会各界的共识，吸烟也是许多癌症和呼吸系统疾病发病率、死亡率增高的重要原因之一。调查结果显示，目前中国 15 岁及以上成年人吸烟率为 27.7%，其中男性为 52.1%，女性为 2.7%，以此估算现今中国吸烟者为 3.16 亿，人日平均吸烟量为 15.2 支，可见目前的数据距《"健康中国 2030"

规划纲要》提出的"到2030年，15岁以上人群吸烟率降低到20%"的目标尚有很大差距。当中断吸烟后，吸烟者易出现全身软弱无力、烦躁不安、呵欠频作、口舌无味，甚至心情不畅、胸闷、焦虑、感觉迟钝等一系列瘾癖症状，因此戒烟会给吸烟者造成一定的痛苦，主动戒烟者很难坚持下去。吸烟对人体的呼吸、心血管、神经系统均有不同程度的损害，是癌症、慢性支气管炎、肺心病、胃及十二指肠溃疡、肝硬化等多种疾病发病率和死亡率增高的重要原因之一。

临床戒烟的常用方法为尼古丁替代疗法，包括尼古丁贴片、尼古丁咀嚼胶等，辅以心理疏导和其他行为帮助。但纵观我国最新临床戒烟指南及数字文献平台，中医学在戒烟及治疗烟草依赖方面的价值尚未被重视和开发利用，针灸作为安全、有效、价廉的非药物疗法，已渐渐被视为一种戒烟新途径，针灸戒烟可作为中医药的特色和优势项目，逐渐引起国际戒烟研究者和公共卫生服务部门的重视。

在几十年的临床探索过程中，笔者发现应用耳针可大大减少吸烟者对尼古丁的依赖，且能缓解中断吸烟后出现的不适感，调神静心，理气排毒，疗效显著。现将应用耳针戒烟的一些认识和经验总结如下。

2. 病因及病机

清代医家何其伟在《救迷良方》中说："烟乃有气无形之物，故可吸入呼出，往来于五脏，虽其气已去而其味仍留。故一入五脏，则遍体内外上下无处不到，观有瘾之人，则自顶至踵其舒畅有不可言语形容者，此其明验也。始则由渐而常，继则由常而熟。及其熟也，脏腑赖烟而后快，精神赖烟而后爽，耳目手足赖烟而后安。"因此，在戒烟的辨证施治时要考虑到烟多燥多火，易伤阴津和成瘾后对精神的影响，要注意后期体质的改善和避免戒断反应，从而提高戒烟的成功率。

3. 针灸论治

基本治法：安神除烦，清肺祛痰，理气排毒。

针灸处方：耳穴为口、神门、心、肺、支气管、皮质下、大肠。体穴为甜美穴（列缺与阳溪之间）、列缺、太冲、合谷。

要点：需用耳穴探棒查看各耳区，以发现的病变反应区为施针关键；可结合辨证增加体穴，如咳痰较多可加膻中、中脘、丰隆等，热证明显可加曲池、太溪等；耳针留针 20 分钟，留针时嘱患者闭目凝思，呼吸吐纳，重呼轻吸，想象着将肺内积累多年的烟油、烟毒呼出体外。针灸治疗后在一侧甜美穴处用胶布贴白芥子或王不留行籽，嘱患者自行按压，尤其是在想抽烟时按压以抑制复吸想法。后续还需至少持续 2 周，每周进行 1 次维持治疗，调理身体其他症状，预防尼古丁戒断症状和其他反应。

4. 临床案例

案 1

郑某，男，44 岁。2015 年 8 月 12 日初诊。

主诉：烟龄 20 余年。

证候：患者平均日吸烟量 20 ～ 25 支，在平日工作、社交应酬等场合均烟不离手，睡眠差，脉弦滑，口苦，舌红苔黄。

辨证：热壅肺胃。

治法：清肺排毒，安神调气。

治疗过程：嘱患者平卧，选取一侧耳朵，望诊观察耳郭局部区域是否有发红、结节等，用耳穴探棒分别在口、神门、心、肺、皮质下、大肠等穴区探察，用 1 寸一次性无菌针灸针在探察到的反应点处平刺，刺入 1 ～ 2mm，另刺双侧太渊、合谷、太冲、甜美穴，得气后留针 20 分钟。嘱患者凝神静气，呼吸吐纳，以意念将体内烟毒随呼吸排出。取针后选取另一侧耳朵，在肺、口、皮质下、神门、大肠等相应穴区贴压耳豆，甜美穴处贴揿针，患者自行按揉。

经 3 次治疗，患者自述已能控制，不主动吸烟，随即巩固治疗 3 次，以期减少戒断反应造成的痛苦，使其逐步适应戒烟后的新常态。经治疗后，该患者已摆脱想吸烟的烦恼，也没有想吸烟的冲动，闻到烟味亦不会吸烟。

随访至 2016 年 12 月，均未复吸。

案 2

刘某，男，32 岁。2016 年 11 月 23 日初诊。

主诉：烟龄 15 年，耳鸣 2 个月余。

证候：患者平均每日吸烟 20 支，晨起口苦严重，下午耳鸣严重，眠差，盗汗，舌暗红，脉弦数。

辨证：肝肾阴虚，肺胃热盛。

治法：滋阴清热，理气排毒。

治疗过程：戒烟治疗如同前法，再配以治疗耳鸣之翳风、听宫、下关、外关穴，3 次治疗后，1 月 14 日复诊时表示 1 周来坚持没有吸烟，无吸烟欲望，偶有烦躁，其脉弦大，舌红苔黄腻，继以巩固治疗 3 次后结束治疗。

随访至 2017 年 8 月，未再复吸。

5. 按语

烟草非我国本土作物，最早见于明代张介宾的《景岳全书》，言："烟，味辛气温，性微热，升也，阳也。烧烟吸之，大能醉人，用时唯吸一口或二口，若多吸之，令人醉倒，久而后苏，甚者以冷水一口解之即醒；若见烦闷，但用白糖解之即安，亦奇物也。吸时须开喉长吸咽下，令其直达下焦。其气上行则能温心肺，下行则能温肝脾肾，服后能使通身温暖微汗，元阳陡壮……此物自古未闻也，近自我明万历时始出于闽广之间，自后吴楚间皆种植之矣，然总不若闽中者，色微黄，质细，名为金丝烟者，力强气胜为优也……然此物性属纯阳，善行善散，唯阴滞者用之如神，若阳盛气越而多躁多火，及气虚短而多汗者，皆不宜用。"

长期吸烟，热灼津液，阴液内耗，可导致肺阴不足，气随阴亏，加之烟毒之气内蕴，阻塞气道，而致痰湿瘀血凝结，烟毒循经传导到相关脏腑，导致脏腑功能不和，辨证多为肺胃热盛。肺主气，烟毒皆存于肺；肺主宗气，吸烟损伤肺的生理功能；脾开窍于口，吸烟与口鼻关系密切，又肺与大肠相表里，故选肺经原穴太渊、络穴列缺及耳穴肺、支气管、口、大肠治疗；吸烟成瘾者多难以自控，神门、皮质下、心等耳穴受迷走神经耳支、三叉神经的下颌神经耳颞支支配，耳针刺激可引起副交感神经兴奋，引起脑内啡肽升高，消除或阻断烟瘾的条件反射，降低对尼古丁的依赖性；甜美穴可改变烟在口内的感觉，影响吸烟者的舒适感，从而降低吸烟的欲望；合谷、太冲为"四关穴"，可调畅周身气机，有助于恢复宗气。

吸烟严重危害人类健康，应当将戒烟纳入国家基本公共卫生服务体系中，不断提高戒烟服务的可得性和易得性。除各大医院继续完善由简短戒烟服务、戒烟门诊和戒烟热线构成的戒烟服务体系外，更应大力挖掘中医学的宝库，充分发挥中医药数千年积累的宝贵经验和简便效廉的优势，使有戒烟意愿者得到最有效的帮助，切实做到戒烟干预融入日常诊疗服务中。耳针戒烟虽个体效果较好，但仍与吸烟者的意志力和生活习惯息息相关，往往有戒烟成功者因生活、工作压力大，寻求排解压力和疏解心情而复吸，因此远期戒烟效果较难控制。为起到更好的戒烟效果，提高远期戒烟率，在今后戒烟门诊中可更多地应用中医药手段进行干预，采用耳针等治疗方法与戒烟教育、心理疏导相结合的办法。

（王昊整理）

十四、不孕症

1. 概述

凡育龄女性，配偶生殖功能正常，婚后有正常性生活，同居 3 年以上未避孕而又未怀孕者称为不孕症。婚后从未怀孕者，称为原发性不孕；曾有过生育或流产，而又 3 年以上未怀孕者，称为继发性不孕。《素问·骨空论》最早提出了"不孕"的病名。《备急千金要方》提出"全不产"，相当于"原发性不孕"。《诸病源候论》提出"断续"一名，相当于"继发性不孕"。

2. 病因病机

不孕症有绝对不孕和相对不孕之分。绝对不孕症是指具有先天或后天生理缺陷，经各种治疗措施仍不孕者；相对不孕症是指因某些病理因素影响受孕，经过一定治疗纠正，排除病因仍有受孕可能的患者。不孕症的病因繁多，除去先天生理缺陷外，还可见六淫、过劳、饮食不节、七情内伤、体质因素等多种病因。在临床中，很多疾病都可以引起不孕，如癥瘕、闭经、崩漏、带下等。所以在治疗不孕时应先调治原发病，往往能得到很好的疗效。

（1）肾虚：《素问·上古天真论》提出："女子七岁，肾气盛，齿更发长，二七而天癸至，任脉通，太冲脉盛，月事以时下，故有子。"肾为先天之本，藏精气而主生殖，故肾气不足、肾阳虚衰、肾精亏虚均可导致不孕。肾对生殖至关重要，一是冲任之本在肾，胞脉系于肾，若肾气不足则会导致冲任不固，影响受孕；二是肾气的盛衰与天癸的盛衰有着密切关系，对生育及月经的影响很大；三是肾阴为人体阴液之根本，肾阳为阳气之根本，具有滋养温煦胞宫的作用。

（2）血瘀：血瘀不孕患者常见三类：一类是血瘀不孕的女性素多抑郁，气滞日久而血瘀；二类是患者经期产后余血未净，阻滞胞宫；三类是因外感、内伤、饮食导致宿血停滞，或寒邪客于胞中而致寒凝。随着社会的进步及生活节奏的加快，女性的工作、生活压力倍增，情志因素成为导致女性不孕的常见原因之一。女性情志不畅，气机郁结，肝失条达，疏泄失常，长久以往必然会导致气血不和，月经不调，冲任不养，进而造成不孕。而肝郁日久既可化火，又能乘脾，化火则损伤阴血，乘脾则影响运化，气血化生乏源。血瘀证发生发展常伴见癥瘕，即西医学的子宫肌瘤、卵巢囊肿等。《诸病源候论》记载："脏积之生，皆因饮食不节，当风取冷过度。其子脏劳伤者，积气结搏于子脏，致阴阳血气不调和，故病结积而无子。"指出癥瘕积聚、气滞血瘀可致不孕。而癥瘕的产生，多由于气滞、血瘀、痰湿所致，诸多内伤、外感因素导致气血运行不畅，气滞血瘀，积于胞中，令胞脉阻滞，难以摄精受孕。

（3）痰湿：痰湿患者多形体肥胖，或恣食肥甘厚味，损伤脾胃而致健运失司，致痰湿内生，阻滞气机，胞脉不通而不能受孕。朱丹溪在《丹溪心法》中首先提出痰湿可致不孕，认为"若是肥盛妇人，禀受甚浓，恣于酒食之人，经水不调，不能成胎，谓之躯脂满溢，闭塞子宫"。《傅青主女科》也有"妇人有身体肥胖，痰涎甚多，不能受孕者。人以为气虚之故，谁知是湿盛之故乎"的记载。此外，痰湿证患者还常见带下量多。在临床中，痰湿不孕的患者多见于多囊卵巢综合征等疾病。

（4）经络为病：胞宫是体现女性生理特点的重要器官，它与脏腑有密切的经络联系和功能联系。冲、任、督、带四脉属"奇经"，胞宫为"奇恒之腑"，冲、任、督三脉下起胞宫，上与带脉交会，冲、任、督、带又上连十二经脉，因此胞宫的生理功能主要与冲、任、督、带四脉的功能有关，从而使冲、任、督、带四脉在女性生理功能中具有重要的地位。

《素问·骨空论》有"此生病，从少腹上冲心而痛，不得前后，为冲疝；其女子不孕、癃痔遗溺嗌干"和"治在骨上（曲骨穴），甚者在脐下营（阴交穴）"的记载，认为不孕与督脉具有相关性。此外，冲任二脉也与不孕密切相关。冲脉"渗诸阳""渗三阴"，与十二经脉相通，为十二经气血汇聚之所，是全身气血运行的要冲，因此有"冲为血海""冲为十二经脉之海"之称，能调节十二经脉气血。因此，冲脉之精血充盛，才能使胞宫有行经、胎孕的生理功能。任脉起于胞宫，主一身之阴，凡精、血、津、液等阴精都由任脉总司，故称"阴脉之海"。王冰有"谓任脉者，女子得之以妊养也"的论述，故任脉又为人体妊养之本而主胞胎。任脉通，才能使胞宫有行经、胎孕等生理功能。带脉取足三阴、足三阳等诸经之气血以为用，从而约束冲、任、督三脉，共同维持胞宫的生理活动。

3. 辨证论治

（1）血瘀证

证候：多年不孕，月经后期，量少或多，色紫黑，有血块，经行不畅，甚或漏下不止，少腹疼痛拒按，经前痛剧，舌紫暗，或舌边有瘀点，脉弦涩。

治法：活血化瘀，温经通络。

针灸处方：以足厥阴肝经、任脉为主。中极、地机、水道、三阴交，针灸并用。若寒凝痛重者，加灸次髎；若湿热重者，加阴陵泉、天枢；若气滞重者，以泻法加刺气海、太冲。

中药处方：桂枝茯苓丸、少腹逐瘀汤、桃红四物汤等方加减。气滞重者加柴胡、陈皮、枳壳、青皮、川芎等；寒凝重者加炮姜、枸杞子、吴茱萸等；湿热重者加黄芩、黄柏、薏苡仁、白芍等。

（2）痰湿证

证候：多见于肥胖之人，胸闷纳呆泛恶，经行延后，甚或闭经，带下量多，色白质黏无臭。苔白腻，脉滑。

治法：化痰祛湿，健脾调经。

针灸处方：以足太阴脾经、足阳明胃经、任脉为主。天枢、关元、中脘、阴陵泉，针灸并用。热重者加合谷、曲池；脾虚者灸气海。

中药处方：启宫丸、二陈汤加减。湿热重者加黄芩、黄柏、薏苡仁、白芍等；脾虚者加白术、茯苓等；痰多者加半夏、陈皮；嗜食肥甘厚腻者加焦三仙等。

（3）虚证

证候：婚久不孕，月经不调，经量或多或少，质稀，头晕耳鸣，腰酸腿软，精神疲倦，月经量少色淡，腰膝酸痛，头晕耳鸣，舌质淡，苔薄白，脉沉细。

治法：温阳益肾，补脾调肝。

针灸处方：以足太阴脾经、足少阴肾经和任脉为主。关元、肾俞、照海、足三里，针刺以补法为主，配合艾灸；气血虚加刺血海，灸气海、关元；肝肾亏虚加复溜、三阴交；脾虚加天枢、中脘、阴陵泉。

选方：温胞饮、金匮肾气丸、温冲汤等加减。气血虚者加黄芪、当归、赤芍；脾虚者加白术、茯苓、人参等；肝肾虚者加杜仲、菟丝子、枸杞子等。

4. 临床病例

案 1

谢某，女，35 岁。2017 年 11 月 1 日初诊。

主诉：婚后多年未孕，伴月经不调。

证候：半年前小产，平素月经推迟，月经量少、色质可。口稍干，怕冷，纳眠可，二便正常。触诊五枢、维道穴正常无压痛，腹部不温，脉滑，左侧脉弱。舌大稍红，苔白稍厚。

治法：益肾健脾，化瘀通经。

治疗过程：针灸治疗处方选用针刺"老十针"，上脘、中脘、下脘、气海、天枢、内关、足三里。中脘以 3 寸毫针直刺，余穴以 1.5 寸毫针直刺，气海用捻转补法，其余穴平补平泻，留针 30 分钟。每次来诊选用 3 号百笑灸灸关元穴 30 分钟，并予百笑灸，嘱患者回家自行艾灸，每周 2 次，每次30 分钟。耳穴取单侧神门、盆腔、肾、脾、肝。

中药处方：党参 12g，当归 12g，白芍 15g，炒白术 15g，茯苓 15g，盐杜仲 10g，菟丝子 10g，桂枝 9g，牡丹皮 10g，焦山楂 30g，熟地黄 10g，生地黄 10g，醋香附 12g，炙甘草 6g，陈皮 9g，酒女贞子 15g，墨旱莲 15g，麦冬 12g。共 7 剂，水煎服，日 1 剂。该方以补肝、益肾、健脾为主。

2017 年 11 月 6 日，患者口干改善，夜间偶有盗汗，纳眠可。右脉细弱滑，三部脉均可及；左脉沉细，亦可及。针治同上。

2017 年 11 月 13 日，患者精神较前好转，近日多食油腻，自觉胃脘部胀满，舌体胖大、舌尖红，脉细滑。中药前方加焦三仙各 15g。

2017 年 11 月 22 日，患者月经未如期至，身体凉感改善，诸症平和，纳眠可。舌稍红，脉弦滑有力，左弱，上方继服。

2017 年 12 月 11 日，患者月经推迟 20 天后来潮，月经较前畅通，脉左细。中药继服。

2017 年 12 月 25 日，患者脉和缓有力，左沉。中药前方麦冬改为 15g，去杜仲，加五味子 5g。

2018 年 2 月 26 日，患者胃脘不适，纳差，时有反胃（食物反应）。舌苔白，脉细弱。中药前方加姜半夏 12g，生姜 15g，继服 7 剂。

2018 年 4 月 23 日，患者纳可，已无反胃症状，近日易汗出，自觉疲乏，舌脉基本如前。中药前方去焦三仙、熟地黄，加地骨皮 10g，酒山茱萸 10g。

2018 年 8 月 6 日，患者月经延期 1 周，口干，乏力。睡眠可，纳可，大便调。舌脉基本如前，中药继服。

2018 年 9 月 15 日，患者月经来潮，有血块，延期 1 周。中药前方加桃仁 10g，红花 10g。

2019 年 3 月 20 日，患者来诊，自述近日汗出较多，自觉劳累，舌红，脉弦，左沉细。

中药处方：党参 12g，当归 18g，白芍 15g，茯苓 15g，墨旱莲 15g，酒女贞子 15g，陈皮 9g，醋香附 12g，地骨皮 10g，炙黄芪 25g，生白术 15g，盐杜仲 10g，菟丝子 10g，牡丹皮 10g，炙甘草 6g，麦冬 20g，生姜 15g，姜半夏 12g，生地黄 10g，酒山茱萸 10g，黄柏 10g，炒山药 30g。7 剂，水煎服，日 1 剂。

2019 年 7 月 10 日，患者已怀孕 6 周，孕检正常。妊娠反应不明显，偶有小腹坠胀感。脉右弦有力，左侧弱。

中药安胎处方：炙黄芪 25g，炒白术 15g，陈皮 10g，白芍 15g，熟地黄 9g，麦冬 9g，砂仁（后下）6g，桑寄生 9g，当归 18g，盐杜仲 9g，党参 15g，黄芩 6g，生姜 9g，茯苓 12g。7 剂，水煎服，日 1 剂。

后续电话随访，患者平安产子。

案 2

王某，女，31 岁。2019 年 10 月 30 日初诊。

主诉：婚后 3 年未孕，月经 3 个月未潮。

证候：患者 13 岁月经初潮，末次月经 2019 年 7 月底，2018 年 7 月、8 月曾停经。平素月经有血块，量适中，色暗，轻度痛经。患者体胖，怕冷，左下腹胀痛，口干，纳眠可，二便正常。刻下眼胀，扁桃体肿大，触诊五枢、维道穴有轻微压痛，腹部不温，舌大苔白，脉右关小滑，余部沉细，左沉滑。

治法：健脾化湿，理气化瘀，益肾调经。

治疗过程：针灸处方选天枢、带脉、五枢、维道、中极、关元、复溜，以 1.5 寸毫针直刺，中脘以 3 寸毫针直刺，关元、复溜用提插捻转补泻法，其余穴位平补平泻，留针 30 分钟。选用 3 号百笑灸灸神阙 30 分钟。耳穴取单侧神门、盆腔、肾、脾、扁桃体。

中药处方：熟地黄 12g，当归 18g，白芍 18g，炒白术 15g，茯苓 15g，生桃仁 10g，红花 10g，陈皮 10g，清半夏 9g，醋香附 12g，酒女贞子 16g，菟丝子 16g，炒薏苡仁 30g，桂枝 9g，路路通 16g，黄芩 8g，牡丹皮 9g，炒川楝子 8g，白豆蔻 6g。共 7 剂，水煎服，日 1 剂。

2019 年 11 月 2 日，患者怕冷改善、咽喉肿痛减轻，舌象同前，脉沉细，左尺滑，针治同上。

2019 年 11 月 13 日，患者口干咽痛症状消失，左下腹胀痛减轻，体重减轻。舌脉同前，中药前方加生姜 15g，盐杜仲 12g，炒山药 30g，针刺期门、章门、带脉、五枢、维道、阴陵泉。

2019 年 11 月 16 日，患者月经来潮，色偏暗，量偏少，未痛经，脉滑，左滑大。继以上法治疗 1 月余，并嘱患者自行使用百笑灸艾灸神阙，每次 20 分钟，每周 3 次，其间月经正常来潮。

2020 年 1 月来电告知已怀孕 3 周。

5. 按语

女性不孕症多为肝、肾、脾三脏功能失调所致，在临床治疗中以补肾调血、化湿解郁为主，经络辨证以足少阴肾经、足厥阴肝经、任脉、督脉、足少阳胆经为主。此外，注重经络诊察也是临证要法之一。

腹部诊察的要点是寒热、虚实、肿块、异常反应点。寒热的诊察是指触诊腹部皮肤的温度，若按之腹部不温或偏凉，为寒证，在选取温阳组穴的基础上加艾灸神阙穴；若触及下腹部偏凉，治疗当以温补下焦为主，加灸关元穴。虚实的诊察以腹部紧实度为主，若腹部按之坚硬有充实感且有压痛，为实证，若按之柔软无力、不充实无压痛者，为虚证。按腹疼痛，甚而拒按，为实证。若局部肿胀拒按，为内痈。按之疼痛，痛处固定不移，刺痛不止，为瘀血；按之疼痛，痛无定处，胀痛时发时止，为气滞。腹痛喜按，无明显压痛，为虚证。腹诊发现肿块，须注意其大小、形状、硬度、有无压痛、表面是否光滑等。腹部肿块疼痛为积聚，肿块固定不移，按之有形，痛有定处，为积证，病属血分；肿块聚散不定，按之无形，疼痛无定处，为聚证，病属气分。

不孕症的治疗，可采用辨证型、分经络、腹部经络诊察三者结合选穴施治。在治疗上，主要以针刺、艾灸、耳穴疗法结合为主，根据临床症状选取火针疗法。毫针刺法在选穴上主要以腹部取穴配合远端取穴，结合辨证取穴与特殊取穴的方法。常用的穴位有关元、中极、带脉、五枢、维道、天枢、子宫、复溜。艾灸关元、神阙补脾肾阳气，充盈胞宫气血。耳穴选取神门、盆腔、肾、脾、子宫。在临床治疗中，对于阳虚寒盛的排卵障碍患者，可采用火针针刺子宫、中极等穴促排卵，常可取得较好的疗效。

（惠鑫整理）

十五、痛经

1. 概述

痛经为女性正值经期或经行前后，出现周期性小腹痛，或痛引腰骶，甚则痛致晕厥的一种疾病，属中医学"经行腹痛"范畴，是育龄期女性常见病。西医学将痛经分为原发性痛经和继发性痛经两种。原发性痛经又称功能性痛经，即生殖器官无器质性病变者，占痛经的90%以上。继发性痛经多数伴有器质性病变，如子宫内膜异位症、盆腔炎、宫颈狭窄、子宫肌瘤或安放宫内节育器等。痛经的临床表现是行经前后或经期小腹剧痛，疼痛可放射至胁肋、乳房、腰骶部、股内侧、阴道或肛门等处。严重者疼痛难忍，恶心呕吐，冷汗淋漓，手足厥冷，甚至昏厥。一般于月经来潮前数小时即感疼痛，是月经来潮的先兆。

2. 病因病机

西医学认为原发性痛经主要与行经期间子宫内膜前列腺素含量增高有关。经过多年临床实践，笔者认为痛经病因有二，即虚与瘀。痛经之虚多在于脾肾，尤其以阳虚更为多见，多与先天禀赋不足、后天失养等因素有关。虚证可见阳虚、气虚、血虚等；瘀证可见气滞血瘀、寒凝血瘀、湿热瘀阻等。患者素体虚，阳气无以温煦胞宫；或抑郁多思，肝郁气滞而致瘀；或湿热内生与血气搏结，瘀阻胞宫；或感受外邪，寒邪客于冲任。

（1）虚证：虚证引起痛经常见的证候有肾阳虚、脾气虚、气血虚等。肾为先天之本，藏精而主生殖，女子肾气充盛，天癸至。肾中精气分阴阳，主一身之阴阳。若肾气不足，气化不利，则不能调和冲任气血，温煦子宫，胞宫虚寒、气血凝滞则导致痛经的发生。肾气尤其是肾阳，是温煦、推动气血运行的根本，若肾阳不足，气血推动无力，不通则痛。《陈素庵妇科补解》言："虚则生寒，故腹痛。"肾气不足，气化功能减弱，会引起体内水湿积聚，血行不畅，引起痛经。妇人以血为用，若脾气虚弱，则血感不足。强调了脾气在妇科疾病中的重要作用。脾胃虚弱，气血生化无源，胞宫无以滋养，可出现月经不调、痛经、闭经等妇科疾病。中医理论中脾的主要生理功能为"主运化""主统血"，其中"主运化"是脾将饮食转化为水谷精微，继而生成气血的能力，所以脾为后天之本，气血生化之源。脾统血是指脾有统摄血液在脉中正常运行而不致溢于脉外的作用。《景岳全书》曰："女人以血为主，血旺则经调，而子嗣、身体之盛衰，无不肇端于此。"故张景岳曰："调经之要，贵在补脾胃以资血之源。"

（2）瘀证：血瘀是造成痛经的重要病因之一。《景岳全书》载："经行腹痛……或因寒滞，或因血滞，或因气滞，或因热滞。"血瘀可由气滞、寒凝、湿热、气虚等多种原因引起，瘀血阻滞冲任、胞宫，经血通行不畅，发为痛经。《医学入门》言："血滞积瘀于中，与日生新血相搏，则为疼痛。"认为痛经的发生与瘀密切相关。随着社会的进步和生活节奏的加快，女性的工作、生活压力倍增，肝郁成为妇科疾病的常见病因之一。若女性情志不畅，肝气阻滞，气机郁结，气滞而致血瘀，经期气血下注冲任、胞宫，气血壅滞胞脉，不通则痛。《圣济总录》有"室女月水来腹痛者……其血与气两不流利，致令月水结搏于脐腹间……宜顺血气，无令蕴滞，则痛自愈"的记载，《女科撮要》亦云："经水将来作痛者，血瘀气滞也。"外感寒邪或素食生冷也会令寒邪客于冲任、胞宫，阳气无以温煦，寒凝血瘀，致气血运行不畅，滞涩脉络，瘀阻胞宫。或因外感湿热之邪，或多食肥甘厚腻，湿热内生而致湿热与血搏结，下注蕴结经络胞宫，发为痛经。此外，瘀证日久，发为癥瘕积聚，也是导致痛经的重要原因。

3. 辨证论治

（1）瘀证

证候：经前或经期小腹痛，经量少，色暗；或痛连腰背，得热痛减，舌苔白腻，脉沉紧；或有血块，胸胁、两乳胀痛，舌暗或有瘀斑，脉沉弦。

治法：疏肝解瘀，温经散寒。

针灸处方：以足厥阴肝经、任脉为主。中极、地机、水道、三阴交，针灸并用。若寒凝痛重者，加灸次髎；若湿热重者，加阴陵泉、天枢；若气滞重者，以泻法加刺气海、太冲。

中药处方：逐瘀汤、乌药汤、柴胡疏肝散等加减。

（2）虚证

证候：月经后小腹隐痛，按之痛减，月经量少、色淡、质稀，腰膝酸痛，头晕耳鸣，舌质淡，苔薄白，脉沉细。

治法：温阳益肾，补脾调肝。

针灸处方：以足太阴脾经、足少阴肾经和任脉为主。关元、肾俞、照海、足三里，针刺以补法为主，配合艾灸疗法。头晕耳鸣者可加太溪；腰膝酸痛者加腰眼，艾灸十七椎。关元为任脉和足三阴经的交会穴，可补益肝肾，调和冲任。

中药处方：归脾汤、圣愈汤等。

4. 临床案例

案 1

刘某某，女，40 岁。2020 年 6 月 13 日初诊。

主诉：经行腹痛 10 年，加重 2 年。

证候：痛经，月经有絮状物。平时经量适中，色暗。宫颈癌术后 2 年，结肠癌前病变切除术后 8 个月。胃痛伴胃脘胀气多年，不能吃生冷食物，腰痛，纳差，眠可，自觉疲乏，大便不畅。舌苔黄，舌下可见瘀络，脉沉细。

治法：补脾益气，理气调经。

治疗经过：针灸处方选地机、天枢、带脉、五枢、维道、中极、关元，以 1.5 寸毫针直刺，中脘以 3 寸毫针直刺，关元用提插捻转补泻法，其余穴位平补平泻，留针 30 分钟。选用 2 号百笑灸艾灸神阙 30 分钟。耳穴取单侧神门、盆腔、内分泌、肝、肾、胃、腰椎。

2020 年 7 月 25 日，患者胃脘胀气改善，脉弦细，针刺加章门、期门。

2020 年 7 月 29 日，食生冷后胃部不适，针刺"老十针"、上脘、中脘、下脘、气海、天枢、内关、足三里。

2020 年 8 月 5 日，月经第 1 天，小腹轻度不适，自觉疲乏，脉左弦细。针刺关元、太冲，百笑灸神阙。

2020 年 8 月 15 日，月经结束，疼痛时间缩短，程度减轻，便秘，月经后期疲劳。针刺"老十针"、太冲、复溜、公孙、列缺。继以上法治疗 1 个月，痛经改善明显。

案 2

薛某，女，26 岁。2020 年 12 月 5 日初诊。

主诉：经行腹痛数年。

证候：患者痛经多年，经前 1 周有下腹部坠胀不适感，经期第 1 天小腹痛甚伴腹部怕冷，有时需服用止痛药，次日缓解。月经有血块，色暗，量可，经行 7 天。纳眠可，二便正常。患者皮肤触之凉，腹部诊察五枢、维道有压痛。舌大，苔淡黄薄，脉弦数。

治法：调补肝肾，温经止痛。

治疗经过：针灸处方用五枢、维道、关元、照海，以 1.5 寸毫针直刺，关元、照海用提插捻转补泻法，五枢、维道平补平泻，留针 30 分钟。使用 2 号百笑灸艾灸十七椎 30 分钟。耳穴取单侧神门、盆腔、内分泌、脾、肾。

2020 年 12 月 12 日，患者舌大，苔淡薄黄，脉左细弦，右沉弦。针刺加气海、章门、期门。

2020 年 12 月 26 日，患者月经结束。治疗后经行期间未痛经，经前 1 周有轻微腹痛，舌大苔薄，脉弦。继以上法治疗月余，予百笑灸一盒，并嘱患者回家自行艾灸关元、十七椎，一周 3 次，每次 20～30 分钟。

后随访，患者未再痛经。

5. 按语

痛经的治疗主要以针刺、艾灸、耳穴疗法结合为主。毫针刺法主要以腹部取穴为主，并兼顾整体调理，结合辨证取穴与经络诊察取穴。临床中常对患者腹部进行经络诊察，重点触诊五枢、维道是否有压痛或异常反应点。在针刺选穴上常选中极、关元、地机、太冲、五枢、维道等穴。若患者就诊时痛经，应以止痛为主，急则治其标，针刺地机、太冲、公孙。地机为足太阴脾经的郄穴，能缓解与太阴经有关的痛经；太冲为足厥阴肝经的原穴，能温养阴血，温通下焦；公孙为足太阴脾经的络穴，通冲脉，冲脉为血海、十二经脉之海，公孙能温养冲脉。非经期的治疗以温补脾肾、条达肝经、调理冲任、理血温经为主。公孙、列缺调理冲任，太冲、章门、期门疏肝理气，结合艾灸疗法达到温通调经的目的。灸法具有温经散寒、调和气血、通络止痛之效，操作简便，无痛舒适，是痛经的常用疗法。艾灸治疗痛经可选取十七椎、关元、神阙等穴，采用温和灸或隔姜灸。关元为任脉要穴，位于下腹部丹田之处，主一身之元气，调冲任血脉，是妇科要穴；十七椎位于第 5 腰椎棘突下，虽为经外奇穴，但属于督脉，中医理论认为督脉为"阳脉之海"，总督一身阳气，具有散寒祛湿、通阳行气的作用，且督脉起于胞中，十七椎位于腰骶部，与胞宫相近，可起到局部治疗的作用。需要注意的是，有研究表明 30 分钟后多数患者的疼痛不再减轻，所以建议艾灸治疗时间以 25 ～ 30 分钟为宜。此外，耳穴疗法也可用于痛经的应急止痛，常选取内分泌、交感、子宫、皮质下等。

（惠鑫整理）

十六、生长发育迟缓

1. 概述

生长发育迟缓是指在生长发育过程中出现速度放慢或是顺序异常等现象，主要表现为体格、运动、语言、智力、心理等方面发育落后，属于中医"五迟""五软"的范畴。人的生长发育是指从受精卵到成人的成熟过程，生长是指儿童身体各器官、各系统的发育，可有相应的测量值来表示其量的变化；发育是指细胞、组织、器官的分化与功能成熟。生长发育迟缓表现往往是多方面的，多有体格发育、运动发育及智力发育落后，但也可以某一方面为突出表现。《诸病源候论》中有"齿不生候""数岁不能行候""头发程生候""四五岁不能语候"的记载。《小儿药证直诀》有"长大不行，行则脚细，齿生则不固"及"发久不生，生则不黑"的记载，描述了五迟的典型症状。《活幼心书》言："爰自降生之后，精髓不充，筋骨痿弱，肌肉虚瘦，神色昏慢，才为六淫所侵，便致头项手足身软，是名五软。"《保婴撮要》指出五软病因为"皆因禀五脏之气虚弱，不能滋养充达"。

2. 病因病机

中医学认为先天不足、肝肾亏虚、后天失养、脾胃虚弱为本病的主要病因。先天因素为父精不足，母血气虚，禀赋不足；或母孕时患病、药物受害等不利因素遗患胎儿，以致早产难产等。后天因素为小儿出生后护理不当，或平素乳食不足，哺养失调，或体弱多病，或大病之后失于调养，以致脾胃亏损，气血虚弱，筋骨肌肉失于滋养所致。

本病的病机为五脏不足，气血虚弱，精髓不充。肾主骨，肝主筋，脾主肌肉，人能站立行走，需要筋骨肌肉协调运动。若肝肾脾不足，则筋骨肌肉失养，可出现立迟、行迟；头项软而无力，不能抬举；手软无力下垂，不能握举；足软无力，难于行走。齿为骨之余，若肾精不足，可见牙齿迟出。发为血之余、肾之苗，若肾气不充，血虚失养，可见发迟或发稀而枯。言为心声，脑为髓海，若心气不足，肾精不充，髓海不足，则见言语迟缓，智力异常。脾开窍于口，又主肌肉，若脾气不足，则可见口软乏力，咬嚼困难，肌肉软弱，松弛无力。

3. 辨证论治

（1）痰瘀阻滞证

证候：失聪失语，反应迟钝，意识不清，动作不自主，或有吞咽困难，口流痰涎，喉中痰鸣，或关节强硬，肌肉软弱，或有癫痫发作，舌体胖，有瘀斑瘀点，苔腻，脉沉涩或滑，指纹暗滞。

治法：涤痰开窍，活血通络。

针灸处方：身柱、百会、四神聪、足三里、膈俞。

（2）肝肾亏损证

证候：筋骨痿弱，发育迟缓，坐起、站立、行走、生齿等明显迟于正常同龄儿童，头项痿软，天柱骨倒，头型方大，目无神采，反应迟钝，囟门宽大，易惊，夜卧不安，舌质淡，舌苔少，脉沉细无力，指纹淡。

治法：补肾填髓养筋。

针灸处方：百会、四神聪、身柱、肾俞、太溪。

（3）心脾两虚证

证候：语言发育迟滞，精神呆滞，智力低下，头发生长迟缓，发稀萎黄，四肢痿软，肌肉松弛，口角流涎，吮吸咀嚼无力，或见弄舌，纳食欠佳，大便秘结，舌淡胖，苔少，脉细缓，指纹淡。

治法：健脾养心，补益气血。

针灸处方：百会、四神聪、身柱、足三里，四缝放血。

4. 临床案例

陈某，男，5岁。2017年6月17日初诊。

主诉：纳差1年余。

证候：纳食少，发育迟缓，多动，注意力不集中，睡眠易惊，易疲劳，易腹胀，智力正常，面色萎黄，大便正常，舌苔稍厚。

西医诊断：发育迟缓。

中医诊断：五迟。

辨证：脾胃虚弱，元气不足。

治法：调和脾胃，疏通经络。

治疗过程：针灸处方选身柱、百会、四神聪、四缝。身柱、百会、四神聪针刺，以管针进针，留针20分钟；四缝点刺挤出黄水。治疗2次后纳食较前增多，面色改善，继以后背拔罐1次，四缝点穴4次，联合针刺治疗，辅以焦三仙加红糖煎服。治疗6次后，身高增加2cm。

5. 按语

本病由于先天禀赋不足、后天调护失当引起。若症状较轻，治疗及时，由后天调护失当导致者，常可康复；若证候复杂，病程较长，属先天禀赋不足引起者，往往成为痼疾，预后不良。

明代医家万全提出"五脏之中肝有余，脾常不足，肾常虚"。小儿脾肾不足，水谷之气化生乏源，精气不充，影响正常生长发育，治疗以健脑益肾、补益脾胃为主，常选取督脉、膀胱经穴位进行治疗。《灵枢·经脉》曰："肾足少阴之脉，起于小趾之下……贯脊，属肾络膀胱。"《难经·二十八难》言："督脉……并于脊里……入属于脑。"督脉循行于人体背部，主干贯脊且上通于脑，总督人身诸阳之气；而循行于督脉两侧的足太阳膀胱经，则是纵贯人体上下最长的阳经，人体的五脏六腑之气皆能输注于膀胱经上的背俞穴，并受督脉经气的支配。身柱位于督脉，为全身支柱之意，穴位上接颠顶，下通背腰，平齐两肩，居冲要之地，而又梁柱之用也。针灸身柱穴能温补元阳，调和气血，促进儿童的生长发育。"头为诸阳之会"，百会、四神聪位于颠顶，为清阳之所居，可开窍醒神，具有升阳豁痰、疏通经络之功。督脉及膀胱经振奋阳气，健运脾阳，并能增强机体免疫力，整体调节，使患儿脾胃强健，达到健脾和胃之目的。四缝放血可健脾消食和胃。故临床上常以本组腧穴配合使用，既可调理脾胃，又可增强机体的免疫力及整体机能，促进小儿生长发育。

本病要尽可能早期发现，及时治疗。小儿脏腑清灵，阳气充足，针刺时以管针进针，以减轻小儿疼痛感觉，刺激要轻，通过激发小儿自身经气进行调节治疗，往往效果明显。

（姚琴整理）

十七、小儿厌食与积食

1. 概述

小儿厌食与积食是因喂养不当，内伤乳食，停积胃肠，脾运失司所引起的一种小儿常见的脾胃病证，又称为食积。临床以不思乳食，腹胀嗳腐，大便酸臭或便秘为特征。本病一年四季皆可发生，夏秋季节，暑湿易于困遏脾气，发病率较高。小儿各年龄组皆可发病，但以婴幼儿多见。常在感冒、泄泻、疳证中合并出现。脾胃虚弱，先天不足及人工喂养的婴幼儿容易反复发病。少数患儿食积日久，迁延失治，脾胃功能严重受损，导致小儿营养和生长发育障碍，形体日渐羸瘦，可转化成疳，故有"积为疳之母，无积不成疳"之说。

2. 病因病机

小儿厌食与积食的发生常与素体虚弱、饮食不节、喂养不当等因素有关。小儿乳食不知节制，若喂养不当，乳食无度，或过食肥甘生冷和难以消化之物，均可损伤脾胃，导致脾胃运化失职，升降不调而成积滞；另外小儿脾胃薄弱，饮食稍有不当，则难于腐熟，每多形成积滞。若过食生冷，损伤脾胃阳气，气机不利，则易形成寒积。

3. 辨证论治

（1）脾运失健证

证候：厌恶进食，饮食乏味，食量减少，或有胸脘痞闷，嗳气泛恶，偶尔多食后脘腹饱胀，大便不调，精神如常，舌苔薄白或白腻。

治法：调和脾胃，运脾开胃。

针灸治疗：以督脉、任脉、足阳明胃经为主。身柱、中脘、天枢、脾俞、胃俞、足三里等。

中药处方：不换金正气散加减。

（2）脾胃气虚证

证候：不思进食，食不知味，食量减少，形体偏瘦，面色少华，精神欠佳，或有大便溏薄夹杂不消化食物，舌质淡，苔薄白。

治法：健脾益气，佐以助运。

针灸治疗：身柱、脾俞、胃俞、气海、关元、足三里等。

中药处方：异功散加减。

（3）脾胃阴虚证

证候：不思进食，食少饮多，口舌干燥，大便偏干，小便色黄，面黄少华，皮肤失润，舌红少津，苔少或花剥，脉细数。

治法：养阴和胃。

针灸治疗：身柱、中脘、四缝、足三里、脾俞、胃俞等。

中药处方：养胃增液汤加减。

4. 临床案例

玄某，女，11 岁。2017 年 5 月 31 日初诊。

主诉：饮食减少 2 个月余，加重 1 周。

证候：患儿平素消瘦，纳食少，身高 147cm，体重 25kg。近 2 周来纳食减少，食欲下降，四肢乏力，少气懒言，夜间多梦，口干少饮，大便偏干，面色青白无光泽，舌红，苔白腻。

西医诊断：小儿积食。

中医诊断：小儿积滞。

辨证：脾胃失和证。

治法：健脾和胃，化积消滞。

治疗过程：针灸处方选四缝、足三里、中脘、身柱。四缝穴位于第 2～5 指掌面的近侧指间关节横纹的中央，每手 4 穴。患儿取坐位，消毒穴位周围皮肤后，直刺 0.1～0.2 寸，点刺出血或挤出少许黄白色透明黏液，消毒干棉球擦净并按压针孔，双手交替。中脘用平补平泻法，足三里用补法。身柱采用温和灸的施灸方法，施灸温度以患儿舒适为度。起针后用王不留行籽贴压耳穴胃、脾、三焦、神门、皮质下、交感等，嘱患儿家长每日按揉 3 次，每次 20 下。

中药处方：焦山楂 50g，水煎 30 分钟，加红糖 50g，制成饮料，频频饮用。

焦山楂为消食化积之物，有消食导滞、运脾开胃之效，红糖性温，入脾胃二经，可补中缓急。味甘，加之调味，患儿更易服之。

2017 年 6 月 6 日，经治疗后，患儿精神转好，纳食改善，面色红润有光泽，口不干，大便调，舌红苔薄黄，脉弦数。继上法巩固治疗。

5. 按语

中医学认为小儿厌食症属于"不思乳""恶食""不嗜食"等范畴，为小儿脾系病证。小儿有脾常不足的生理特性，并且现代家长片面追求高蛋白饮食和听任儿童过食冷饮、零食，导致小儿多有偏食、挑食和难以专注进食等不良饮食习惯，日积月累很容易造成脾胃损伤，导致脾胃运化失常。脾胃为中州之官，主运化及气机升降，开窍于口，中焦受损则患儿食谷无味，不欲进食。脾胃无力运化谷物，郁久成积，壅滞脾胃，出现腹胀不欲食。脾胃为后天之本，将水谷生成的精微物质灌溉四方以维持人体的生长发育及正常活动。长期的供养不足，气血虚惫，患儿则出现精神疲倦、形体瘦弱及面色萎黄等症状。

身柱为督脉穴，是小儿强壮要穴，灸此穴具有健运脾胃之功效。若脾胃功能旺盛，则生化之源可复。中脘为胃之募穴，可疏通脘腹部气机，清除胃肠瘀滞，肠胃清则五脏六腑之瘀滞有消导之途，脾胃健则五脏六腑有生化之源。足三里为胃之下合穴，可调理胃肠，取"合治内腑"之意。四缝穴属于经外奇穴，是治疗小儿疳积和厌食症的特定穴，具有健脾气、复胃阳的功效，通过点刺手法挤出少量黄白色黏液或血液，促进胃肠经络通行，平和气血运行，使机体恢复到阴阳平和的正常状态，进而有效增加摄食量，使脾胃通达，中焦健运。

（刘津艺整理）

十八、小儿抽动症

1. 概述

小儿抽动症一般指小儿抽动秽语综合征，多发于儿童期的运动性或发声性肌肉痉挛，主要表现为不自主的、刻板的动作，如频繁地眨眼、做怪脸、摇头、耸肩、发出咳嗽声、清嗓声等。男性多见，大部分患者于 4 ～ 12 岁起病。一般可短时间内自愈或经治疗而愈，顽固者可迁延数年，甚至持续到成人时期。患者常存在多种共病情况，如注意缺陷多动障碍（ADHD）、强迫障碍（OCD）、行为问题等。

古代文献没有抽动障碍病名的记载，但有相关症状的记载，多将本病归于肝风证、慢惊风、瘛疭、痉证等范畴。如《素问·至真要大论》言："诸风掉眩，皆属于肝。"钱乙《小儿药证直诀》云："凡病或新或久，皆引肝风，风动而上于头目，目属肝，风火入于目，上下左右如风吹，不轻不重，儿不能任，故目连扎也。"吴谦《医宗金鉴》云："心主惊兮肝主风，心热肝风作惊。"吴鞠通在《温病条辨》中指出："痉者，强直之谓，后人所谓角弓反张，古人所谓痉也。瘛者，蠕动引缩之谓，后人所谓抽掣、搐搦，古人所谓瘛也。"

目前西医治疗多发性抽动症的主要方法包括药物治疗、行为干预、外科手术等，其中西药虽可快速缓解抽动症的临床症状，但不良反应较大，可选药物较少，且药物仅能减少 25% ～ 50% 的抽动症状，故不易被家长接受。笔者经过多年临床实践，以针药结合的方法，在小儿抽动症的治疗方面取得了良好疗效。

2. 病因病机

中医学认为小儿抽动症的发生常与先天禀赋不足、感受外邪、情志不畅、受到惊吓等因素有关。本病病位在肝，与肺、脾、心、肾密切相关，肝喜条达，主疏泄，其声为呼，其变为握，故肌肉不自主收缩及发声与肝风有关。病机为阳动有余，阴静不足，病因为风、痰、火、虚。病机关键为肝气失调，无论风痰恋肺、上扰心神，或脾虚生痰，或肾虚肝阳亢动，最终触动肝风，痰火风动，阻滞经络、四肢，发为抽搐。风为阳邪，易袭阳位，风与痰相互鼓动，上达头面则挤眉弄眼，咧嘴吐舌；痰阻气道则咽痒不适，喉部发声；风痰流窜，则出现头颈、四肢肌肉抽搐；痰与心火互结，则秽语连篇。

本病的病因尚未阐明，近年的研究报道提示可能是遗传因素、神经生理、生化代谢及环境因素在发育过程中相互作用的结果。西医学认为本病可能与多巴胺、去甲肾上腺素、5-羟色胺等单胺类递质异常有关。近年来国外有研究认为，社会经济因素如父母失业、相对贫困和低教育程度等，可增加小儿罹患抽动秽语综合征的风险。

3. 辨证论治

（1）脾虚肝亢证

证候：双眼频频眨动、皱眉、耸鼻、努嘴或喉中咯声，面黄纳差，饮食偏嗜，形瘦腹胀，烦躁不安，舌淡，苔薄黄，脉弦细。

治法：行气健脾，柔肝解痉。

针灸处方：风池、四神聪、中脘、太冲。

（2）心脾两虚证

证候：瞬目、眼涩、努嘴、耸眉，面色萎黄，神怯善惊，食少纳差，大便溏薄，舌质淡，苔薄白，脉细微数或弦细。

治法：益气健脾，宁心安神。

针灸处方：四神聪、风池、心俞、脾俞、背心调神五穴。

（3）风火痰扰证

证候：双眼频频眨动、皱眉、耸鼻、努嘴或喉中咯声，多语哭闹，任性多动，易于激动，或出现秽语不安，胸闷脘痞，喉间痰多，夜寐不安，目赤口苦，小便黄赤，大便秘结，舌质红，苔黄腻，脉滑数。

治法：清热涤痰，安神定志。

针灸处方：四神聪、风池、丰隆、曲池。

4. 临床案例

案1

庞某，女，7岁。2016年6月4日初诊。

主诉：眼部抽动半年余。

证候：眼部及鼻旁抽动半年余，时有喉间发声，肢体不自主抽动，无法自控，平素烦躁易怒，梦中易惊，于外院行脑电图检查示轻度异常，颅脑CT未见异常，诊断为小儿抽动秽语综合征。经多方治疗无效并有加重趋势。现纳差，睡眠不佳，二便调，面黄，形瘦腹胀，烦躁不安，舌红，苔薄黄，脉弦细。

诊断：小儿抽动症。

辨证：脾虚肝亢。

治法：健脾宁心，清肝泄热。

治疗过程：诊察厥阴经、太阴经发现异常；背部可见明显瘀络；四缝穴有白筋。针灸治疗处方选用四神聪、风池、合谷、太冲、曲池、四缝。毫针针刺采用管针进针，尽可能无痛苦，确保患儿配合治疗。留针20分钟，每周针灸治疗2次。四缝穴用三棱针点刺，出针后轻轻挤出黄白色液体或血液，并用无菌干棉球擦干。用梅花针叩刺四神聪、太阳、曲池、大椎及上背部瘀络处局部皮肤。

2016年6月11日，经针刺治疗后，眨眼明显减轻，咽中声音减小，纳食、睡眠均有改善。针灸处方加神庭、本神以安神解痉，继续治疗。并嘱家长对患儿进行正确教育和心理疏导，协调配合治疗。

2016年6月18日，现症见左眼仍眨，挤眼，眨眼前喃喃自语。纳可，寐可，二便调。前针灸处方加风池、风府以祛风泄热，皮肤针叩刺每日1次，并进一步辨证，加中药配合治疗。

中药处方：焦山楂30g，浮小麦20g，生龙骨（先煎）30g，生牡蛎（先煎）30g，莲子心15g，僵蚕6g，蝉蜕6g，全瓜蒌20g，麦冬15g，天麻

3g，决明子 20g，五味子 5g。共 5 剂，水煎服，代茶饮。此方功效为健脾宁心，柔肝止痉。因小儿有"脾常不足，肝常有余"的生理特点，脾虚则气血生化不足，不能濡养肝木，则出现肝亢风动。该方具有调和肝脾、息风宁神之功。

2016 年 6 月 25 日，眨眼、纳食、睡眠都明显好转，但向右上方斜视。清嗓利咽声也减轻。大便不干，入睡后有抬腿动作。前针灸处方加外关、阳陵泉，清泄少阳邪热。中药加夏枯草，清肝泻火明目。

2016 年 6 月 29 日，经针药结合治疗，症状基本消失，眨眼、翻眼、清咽动作停止。纳可，寐可。原针药处方继续巩固治疗。

2017 年 5 月 29 日，1 年后病情稍有反复，眨眼动作偶有复发，遂来复诊。施以原针药疗法，症状减轻。嘱家长对患儿进行日常防护，勿施以过大压力，倡导其多进行户外运动，以畅情志，促进病愈。

半年后电话随访，眨眼等抽动症状未再发作。

案 2

刘某，男，9 岁。2020 年 11 月 24 日初诊。

主诉：眼部抽动 3 个月余。

证候：3 个月前出现眼部抽动、清咽、秽语等现象。时有恐惧状，烦躁不安，四肢多动。纳差，睡眠多梦易惊醒，时有吐痰，痰色黄质稠。二便调，舌尖红，苔黄。

诊断：小儿抽动症。

辨证：风火痰扰。

治法：清热涤痰，安神定志。

治疗过程：诊察厥阴经、少阴经发现异常。针灸处方选四神聪、风池、丰隆、曲池。毫针针刺采用管针进针，尽可能无痛苦，确保患儿配合治疗。留针 20 分钟，每周针灸治疗 2 次。

2020 年 12 月 1 日，经针刺治疗后，眼部抽动明显减轻，睡眠稍有改善。仍有清咽、吐痰声。原针灸处方加合谷、背心调神五穴以清热安神，并进一步辨证，加以中药配合治疗。

中药处方：淡竹叶 30g，生石膏（先煎）30g，炒栀子 10g，淡豆豉 15g，生地黄 15g，清半夏 12g，竹茹 10g，玄参 10g，射干 8g，茯神 15g，麦冬

15g，制远志 6g，石菖蒲 12g，炒白术 15g，胆南星 10g，生姜 10g，琥珀粉（冲服）1.5g。共 7 剂，水煎服。此方具有清热化痰、安神止痉之功。清上焦风火痰邪，清肝泻火，宁心安神，以解头面及四肢抽动之症，助患儿改善睡眠。

2020 年 12 月 8 日，经针药结合治疗，眼部抽动症状明显减轻，睡眠明显改善，梦魇减少。清咽、吐痰声减轻。施以原针灸处方继续治疗。近两日食欲不佳，中药加焦山楂 15g，以健脾消食开胃。

2020 年 12 月 15 日，眼部抽动、纳食、睡眠都明显好转，清咽吐痰声也减轻，痰少。施以原针药疗法继续治疗。

2020 年 12 月 22 日，经针药结合治疗，症状已基本消失，眼部、四肢抽动停止。纳可，寐可。施以原针药疗法继续巩固治疗。

1 个月后随访，以上症状均未再发作。

5. 按语

案 1 患儿诊断为小儿抽动秽语综合征，经辨证为脾虚肝亢型，当行气健脾，柔肝解痉。针灸方面以健脾宁心、清肝泄热为主。经络诊察常可发现患儿上背部有明显瘀络，四缝穴有白筋，且厥阴经、太阴经出现异常。针灸以四神聪、风池、合谷、曲池为主要治疗穴位。四神聪为经外奇穴，可安神定志，益智健脑；风池祛风清热，可疏散风热之邪，亦可安神，为治疗神志病常用穴位。"面口合谷收"，故取手阳明经穴合谷以泄热祛瘀，通络止痉，与太冲同用以息风止痉，达"开四关"之目的。曲池乃手阳明经之合穴，具有清泄邪热、安神止痉之功。再根据证型不同加减，如脾虚肝亢加四缝，四缝为经外奇穴，是治疗小儿脾胃虚弱、食欲不振的经验穴；风火痰扰加丰隆，丰隆乃足阳明经之络穴，为祛痰要穴。笔者采用针刺结合中药内服治疗小儿抽动症效果较好，安全性高，能够提高治疗的总有效率，增强症状控制的效果。部分病情顽固的患者可以配合中药，治法以调和肝脾、息风止痉为主。另外，针刺手法轻巧无痛苦尤为关键。因此对小儿针刺尽可能采用管针进针，小儿脏腑轻灵，随拨随应，无需太多手法即愈。

（何梦如整理）